HEILFASTEN NACH HILDEGARD VON BINGEN

LEIB UND SEELE REINIGEN

LYDIA REUTTER

AT VERLAG

Die Ratschläge in diesem Buch sind von Autorin und Verlag sorgfältig erwogen und geprüft. Eine Garantie kann jedoch nicht übernommen werden. Eine Haftung der Autorin oder des Verlags für Personen-, Sach- und Vermögensschäden ist ausgeschlossen.

Alle Rechte vorbehalten.
Für Nachdruck in jeder Form sowie die Wiedergabe durch Fernsehen, Rundfunk, Film, Bild- und Tonträger, die Speicherung und Verbreitung in elektronischen Medien oder die Verwertung für Vorträge, auch auszugsweise, braucht es die Genehmigung des Verlages.

Dieses Buch ist unter dem Titel „Leib und Seele reinigen" zuerst 2005 bei Amarys Verlag, Tübingen, erschienen.

3. Auflage, 2013

© 2006
AT Verlag, Baden und München
Lektorat: Dr. Harm Kühnemund, Helga Hoenen
Gestaltung: Müller & Hocke Grafik-Design, Bad Saulgau
Druck und Bindearbeiten: Kösel, Krugzell
Printed in Germany

ISBN 978-3-03800-273-4

www.at-verlag.ch

INHALT

- 5 VORWORT

- 6 **EINFÜHRUNG**
  - 8 Was ist Heilfasten?
  - 13 Wer ist Hildegard von Bingen?
  - 21 Heilfasten nach Hildegard von Bingen

- 32 **PRAKTISCHE HINWEISE**
  - 34 Was geschieht beim Fasten im Körper?
  - 35 Für wen ist Fasten nicht geeignet?
  - 36 Fasten in Gemeinschaft
  - 37 Das Dinkelkorn
  - 40 Wasser
  - 48 Ausleiten und Abführen
  - 51 Reaktionen des Körpers
  - 55 Unterstützende Maßnahmen

- 56 **ZWÖLF-TAGE-PLAN**
  - 58 erster Tag Wer loslässt, hat die Hände frei
  - 62 zweiter Tag Das körperliche Gewand
  - 66 dritter Tag Sich selbst näher kommen
  - 70 vierter Tag Ordnung
  - 74 fünfter Tag Krisis
  - 80 sechster Tag Träume
  - 82 siebter Tag Bewegung im Innen und Außen
  - 84 achter Tag Urgrund des eigenen Seins
  - 86 neunter Tag Schönheit von innen
  - 88 zehnter Tag „Breakfast" meint Fastenbrechen
  - 92 elfter Tag Innere Kräfte
  - 94 zwölfter Tag Sie haben es geschafft!

- 96 **REZEPTTEIL**
  - 98 Utensilien
  - 100 Fastengerichte
  - 109 Fastensuppen
  - 118 Rezepturen

- 122 **HEILKRÄUTER**

- 142 Literatur
- 143 Bild- und Zitatnachweis
- 143 Bezugsquellen
- 144 Danksagung
- 144 Zur Autorin

„Wer nicht ganz gesund und noch nicht krank ist, dem bringt es die Gesundheit. Auch die Gesunden sollen diese Kur machen, weil es ihnen die Gesundheit erhält, damit sie nicht krank werden."

HILDEGARD VON BINGEN

VORWORT

Heilfasten ist seit langer Zeit ein Weg, um zum Wesentlichen zu gelangen, zur inneren und äußeren Klärung. Leichter werden an Leib und Seele schafft Raum für Klarheit und Stärke und bedeutet weit mehr als den Verzicht auf Nahrung: es öffnet Tore zu inneren Räumen und bislang unentdeckten Ressourcen. So ist das Heilfasten ein Weg zu mehr Sinn, Erfüllung und Freude im täglichen Leben. Es ist eine seelisch-geistige Übung und eine befreiende Erfahrung.

Heilfasten ist zum anderen eine Hilfe für alle, die unter einem Zuviel leiden: zu viel Gewicht, zu viel Stress, zu hohe Blutfette, zu hoher Harnsäurespiegel, zu hoher Blutdruck, zu hoher Blutzucker, zu viele Stoffwechselrückstände und Ablagerungen wie Nahrungsmittelzusatzstoffe, Medikamente, Schwermetalle, Pestizide. Die ständige Anhäufung von Belastendem ist ein zentrales Problem unserer Zeit. Beim Heilfasten kann dieses Zuviel auf natürliche Weise wieder abgebaut werden.

Jeder sollte sich einmal im Jahr solch eine Generalüberholung gönnen, um seine Gesundheit zu verbessern, Stoffwechselbelastungen auszuleiten und Risikofaktoren zu verringern. Darüber hinaus kann Heilfasten Linderung bringen bei Allergien, Heuschnupfen, Magen-Darm-Problemen, Rheuma, Autoimmunerkrankungen, chronischen Entzündungen, Arthritis, Bluthochdruck, Gicht, Asthma, Arteriosklerose, Übergewicht und Hautproblemen. Im Grunde ist es jedem zu empfehlen, der sich in Ordnung bringen möchte.

Dieses Buch ist ein Handbuch aus der Praxis für die Praxis, mit dem Sie selbständig eine Fastenkur durchführen können. Grün gedruckte Hildegard-Zitate begleiten sie durch das Buch. Ein genauer Zwölf-Tage-Plan lässt Sie das Fasten so erleben, wie es Hildegard von Bingen verstand: als eine Reinigung von Leib und Seele.

TÜBINGEN, JANUAR 2005   LYDIA REUTTER

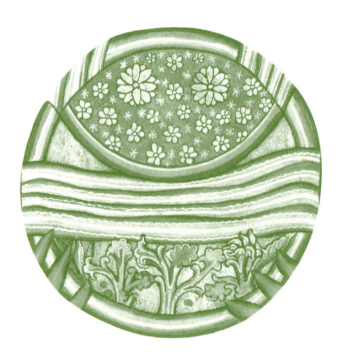

EINFÜHRUNG

WAS IST HEILFASTEN?

Mit Hungern, Diät oder Mangelernährung hat das Heilfasten nichts zu tun. Es geht vielmehr um eine freiwillige, zeitlich begrenzte Einschränkung der Nahrungszufuhr. Dem Körper wird eine Art Verschnaufpause verschafft, in der er sich von der Verarbeitung immer neuer Nährstoffmengen erholen, übermäßige Reserven aufbrauchen sowie überflüssige und krankmachende Stoffwechselschlacken abbauen kann.

Auch der Schlaf ist für den Körper so etwas wie eine kleine Fastenzeit, während der sich der Stoffwechsel regenerieren kann und der Körper Zeit für den Ab-, Um- und Aufbau von Körpersubstanzen bekommt. Die Energie nimmt der Körper dabei aus seinen eigenen Depots. So ist das nächtliche Fasten das notwendige Gegengewicht zur Aktivität und Nahrungsaufnahme des Tages. Menschen und Tiere fasten instinktiv, wenn sie fiebern oder krank sind, indem sie während des Heilungsprozesses keine oder nur wenig Nahrung aufnehmen.

Zur Erneuerung der körperlichen, geistigen und seelischen Gesundheit wurde schon immer in vielen Kulturkreisen und Religionsgemeinschaften gefastet.

Die Aufzeichnungen des Zend Avesta, der alten Religion Persiens, sprechen bereits vor 10 500 Jahren vom Nutzen des Fastens. Zarathustra bestätigte diese Erfahrung um 5800 v. Chr.

Pythagoras lehrte vor 2500 Jahren: „Fasten ist ein vortreffliches Mittel zur Erhaltung und Wiederherstellung der Gesundheit."

Im Hinduismus ist das Fasten Bedingung des spirituellen Fortschritts. Für Mahatma Gandhi schafften Fasten und Gebet die Voraussetzung für positive Lösungen: „Mein Fasten ist eine Sache zwischen Gott und

„Die Fastenzeiten

sind Teil meines Wesens.

Ich kann auf sie

ebenso wenig verzichten

wie auf meine Augen.

Was die Augen

für die äußere Welt sind,

das ist das Fasten

für die innere."

MAHATMA GANDHI

mir", es erzeugt ein „Bewusstsein, dass man sich Gott nicht in hochmütigem Stolz auf die eigene Kraft nähern darf, sondern einzig in der Sanftmut der Schwachen, die sich hingeben." Für ihn war das Fasten fester Lebensbestandteil.

Bewusstes Fasten geschieht in demütiger Haltung und fördert die geistige Klarheit. Buddha hat in seiner Lehre des „Mittleren Weges" deutlich gemacht, dass eine bloße Kasteiung des Körpers nicht zur Erleuchtung führt. Die Erkenntnis, die die Unkenntnis besiegt, sollte durch eine gemäßigte Lebensweise zwischen den Extremen der Kasteiung und des Wohllebens erreicht werden. Das Fasten in der richtigen Geisteshaltung ist in Verbindung mit Gebet und Meditation Teil des Übungsweges.

Das Judentum ruht auf den drei Säulen Gebet, Fasten und Almosengeben. Im Alten Testament wird beschrieben, wie Moses und auch die Propheten Jona und Elia vor wichtigen Aufgaben fasteten. Auch Christus zog sich zum Fasten in die Wüste zurück und lehrte, dass die Heilung bestimmter Krankheiten nur durch Gebet und Fasten zu erreichen sei. Die Urchristen fasteten jeden Mittwoch und Freitag.

> „Wie durch ein enges Tor kommt man durch Beten und Fasten in einen weiten Raum."

BASILIUS, KIRCHENVATER, 4. JAHRHUNDERT

EINFÜHRUNG

Im Islam ist der jährliche Fastenmonat Ramadan für alle Gläubigen vorgeschrieben. Die fünf Grundlagen des islamischen Glaubens sind Gebet, Glaubensbekenntnis, Pilgerschaft nach Mekka, Fasten und Almosengeben.

Die Kahunas, die Heilkundigen der jahrhundertalten Kultur Polynesiens, nutzen das Fasten, um Energie, die in tieferliegenden Schichten des Menschen gebunden ist, freizulegen und abzuleiten. In chronischen Muskelverspannungen festgelegte Energie löst sich im Fastenprozess und steht wieder zur Verfügung. In dem Maße, wie die Entspannung sich vertieft, können sich Krankheitssymptome und auch emotionale Konflikte lösen.

Paracelsus und Avicenna, die berühmtesten Ärzte des Mittelalters, behandelten viele ihrer Patienten mit Fastenkuren. Sie vertrauten dabei auf den ‚inneren Arzt', der die Patienten von innen her heilt. Auch der heilige Ambrosius forderte die Menschen zu regelmäßigem Fasten auf: „Nach Medizin greifst Du und gehst dem Fasten aus dem Weg, als ob Du ein besseres Heilmittel finden könntest."

Die Zulus in Afrika sind der Überzeugung: „Der fortwährend gefüllte Magen kann keine geheimen Dinge sehen."

Und auch Carl Gustav Jung, der Begründer der Analytischen Psychologie, versteht das Fasten als einen Zugang zum Unbewussten.

WAS IST HEILFASTEN?

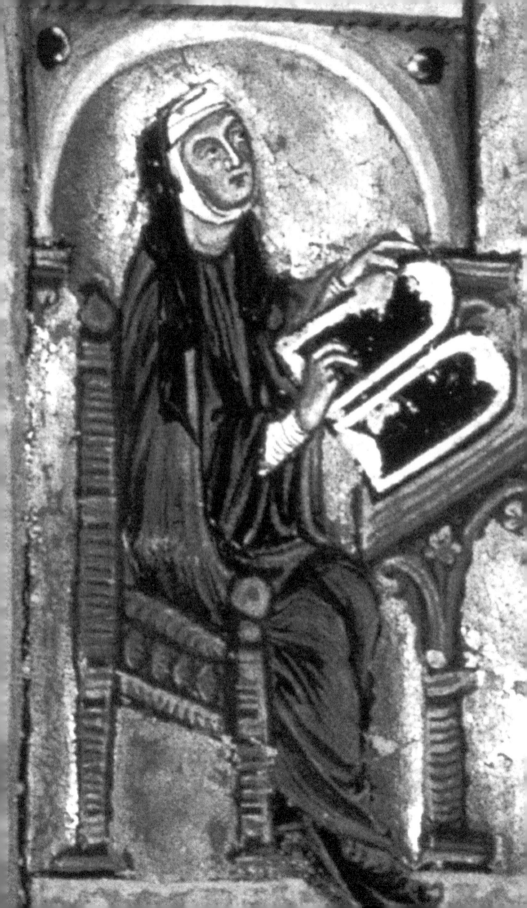

WER IST HILDEGARD VON BINGEN?

Die Mystikerin Hildegard von Bingen ist eine der berühmtesten Frauen des Mittelalters. Sie verfügte über die mystische Schau der Verbundenheit aller Aspekte der Schöpfung und des Schöpfers. Gleichzeitig führte Sie als Äbtissin einen Orden. Die Verbindung von Mystik und Kirchenamt war vor allem angesichts der gerade einsetzenden Inquisition, sehr ungewöhnlich. Sie sagt von sich selbst:

„Ich bin ja ein Mensch,
der durch keinerlei Schulwissen
über äußere Dinge unterwiesen wurde.
Nur innen in meiner Seele
bin ich unterwiesen."

Durch ihr Wissen und ihre Eingebungen wurde sie zur Beraterin von Päpsten, Königen und Kaisern, darunter Friedrich Barbarossa, denen sie in Zeiten von Kreuzzügen, Judenverfolgung, Investiturstreit und Inquisition gehörig die Leviten las.
Sie fasste das alte und neue Wissen über Medizin und Natur in den Büchern Physica (Naturlehre) und Causae et curae (Ursachen und Behandlungen der Krankheiten) zusammen, die zur Grundlage der damaligen Heilkunde und Naturwissenschaft wurden. Ihre Eingebungen und Wahrnehmungen schrieb sie in Scivias (Wisse die Wege) nieder, ein Buch in bildhafter Sprache, das lange Zeit wenig verstanden wurde. Darüber hinaus komponierte sie etwa siebzig wunderschöne Musikstücke und ganze Oratorien.

Ihr Blick war umfassend und begriff den Menschen nicht in Einzelaspekten, sondern in seiner Gesamtheit. Sie war Priesterärztin im eigentlichen Sinne. Sie betrachtete den Menschen in seinem Gesund- und ‚Heil'sein auf allen Ebenen des Daseins. Dabei half ihr eine besondere Gabe, die sie seit ihrer Kindheit besaß:

„Ich sehe die Dinge nicht mit den äußeren Augen
und höre sie nicht mit den äußeren Ohren,
auch nehme ich sie nicht mit den Gedanken meines Herzens wahr,
noch durch irgendwelche Vermittlung meiner Sinne.
Ich sehe vielmehr einzig in meiner Seele, mit offenen Augen,
so dass ich dabei niemals die Bewusstlosigkeit einer Ekstase erleide,
sondern wachend schaue ich dies, bei Tag und bei Nacht!"

Hildegard wurde im Jahre 1098 in Bermersheim bei Alzey in Rheinhessen geboren. Sie entstammte einem fränkischen Adelsgeschlecht. Ihre Eltern Mechthild und Hildebert gaben sie als zehntes Kind ins Kloster, wo sie mit sechzehn Jahren zur Nonne geweiht wurde. Schon in der Kindheit hatte sie Eingebungen, die ihre Umgebung verunsicherten. Sie war häufig krank, bis sie begann, alles niederzuschreiben, was sie sah. Danach wurde sie fast schlagartig gesund. Sie führte ein sehr aktives Leben. Sie unternahm weite Reisen auf einem Ochsenkarren, sie schrieb, komponierte, beriet und leitete ihr Kloster.
Ihr mystischer Zugang zu den Menschen und zur Welt war das Kernstück ihres Lebens. Ihre Kraft, Weisheit und Klarheit zog sie aus der Hinwendung zum Schöpfer, dem Urquell aller Kräfte.
Die Kräfte, die die Natur und den Menschen bewegen und am Leben

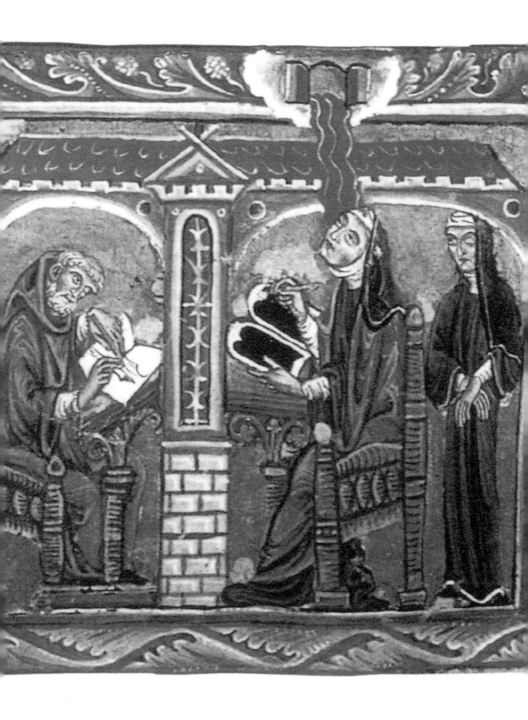

erhalten, nannte sie ‚Grünkraft'. In der Grünkraft offenbart sich das göttliche Wirken:

„O edelstes Grün,
das wurzelt in der Sonne
und leuchtet in klarer Heiterkeit,
im Runde des kreisenden Rades,
das die Herrlichkeit des Irdischen nicht fasst:
Umarmt von der Herzkraft
himmlischer Geheimnisse
rötest Du wie das Morgenlicht
und flammst wie der Sonne Glut.
Du Grün
bist umschlossen von Liebe."

Das Bewusstsein der göttlichen Immanenz in allen Dingen ist Hildegards geistige Grundlage: der Schöpfer selbst wohnt der Welt inne, entfaltet und belebt sie von innen her. Nicht von irgendeinem Außen wird die Welt bewegt.
Die Grünkraft ist die sichtbar gewordene lebensschaffende Kraft in Pflanzen, Mineralien, Tieren, Menschen, aber auch in den Planeten, den Winden, den Gewässern, ja in allem, was uns umgibt. Sie entspringt und wurzelt in der Sonne, dem Symbol des Schöpfers. Von dort strahlt die göttliche Kraft in das Rund des kreisenden Rades aus. Das Bild des kreisenden Rades beschreibt die ewige und endlose Dimension des Göttlichen, das über Zeit und Raum hinaus reicht und das durch unser irdisches Verständnis allein nicht erfasst werden kann. Eine

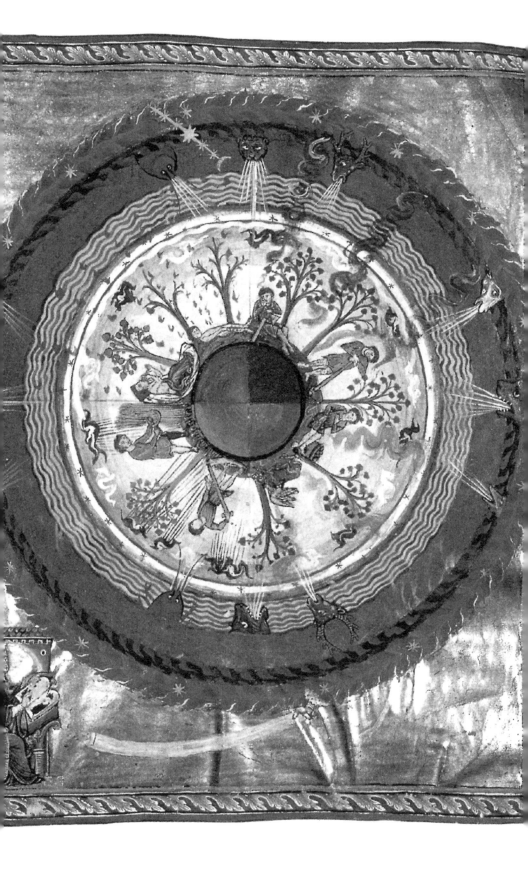

Ahnung von dieser Dimension können wir durch das Empfinden der Herzkraft, der innewohnenden und alles umfassenden Liebe, bekommen. Die Wahrnehmung der Herzkraft weist den Weg zu den Geheimnissen und der Schönheit des Schöpfers und seiner Schöpfung.

Diese Sichtweise war in verschiedenen alten Kulturen, auch im europäischen Raum, bekannt. Hildegards mystischer Zugang folgte diesem Weg, um dem Schöpfer näher zu kommen. Auf diesem Wege ‚heil‘ zu werden, ‚ganz‘ zu werden, war ihr wichtigstes Anliegen.

Sie wollte dem geplagten Menschen zu einem umfassenden ‚Heil‘ werden verhelfen – medizinisch ebenso wie seelisch-geistig. Nicht im Davonfliehen in ein Jenseits, sondern mitten in diesem Leben die Einheit mit dem Schöpfer und seiner Schöpfung wiederzufinden, war der Kern ihrer Aussagen. Unser Dasein auf der Erde sah sie nicht als elendes Leben im Jammertal, sondern erkannte darin die ewige Schönheit göttlicher Natur. Eine gewaltige göttliche Schönheit, die auch das Schmerzliche oder Hässliche integriert und nichts auslässt. Sie wurde nicht müde, diese Schönheit zu preisen und für unsere Teilhabe an dieser Kraft und Schönheit zu danken.

Gesund und damit heil zu werden hieß für Hildegard „der tätige Vollzug einer allem Leben innewohnenden Kraft", und sie ermutigte jeden dazu: „Pflege das Leben bis zum äußersten". Ein Weg zu dieser Erkenntnis war das Heilfasten. Die Behandler und Begleiter auf diesem Weg sollten ihrer Ansicht nach innerlich gereifte Menschen mit großer Barmherzigkeit (altdeutsch Warmherzigkeit) sein.

Hildegard starb im Jahre 1179 im Alter von 81 Jahren. Ihr Wirken und ihre Aufzeichnungen sind bis zum heutigen Tage von großer Bedeutung.

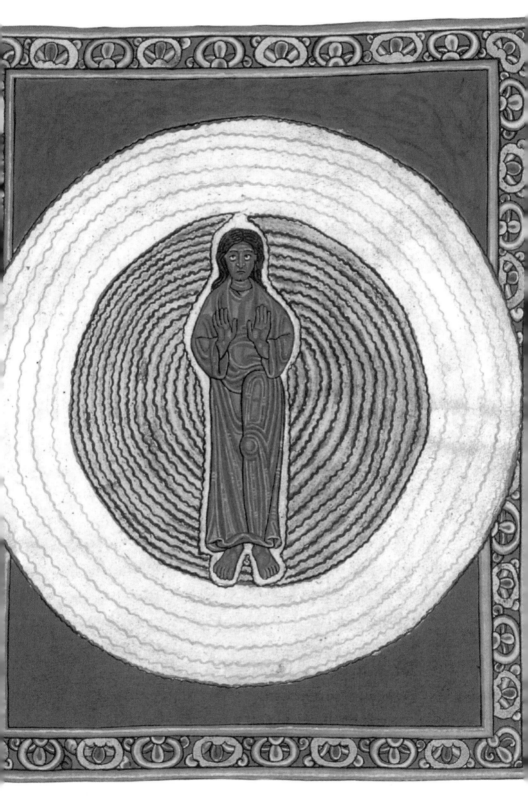

„Der schnellste Weg zum Frieden ist die Umkehr des Herzens. Vom Herzen geht Heilung aus oder Chaos. Das Herz des Menschen ist die Mitte der Welt."

HILDEGARD VON BINGEN

HEILFASTEN NACH HILDEGARD VON BINGEN

Für die Nonnen und Mönche des Mittelalters war das Fasten ein Weg der Mystik, um sich der Gegenwart des Schöpfers zu nähern und einen vertrauteren Umgang mit ihm zu üben. Als heilsame und heilige Übung wurde es regelmäßig praktiziert.

DER FASTENWEG

Das Hildegard-Heilfasten ist eine traditionelle und bewährte Methode. Es gewährleistet eine sehr sanfte und für den Körper schonende Art des Reinigens. Hildegard von Bingen schlägt eine Fastendauer von sechs bis zehn Tagen vor. In dieser Zeit wird völlig auf den Genuss von fester Nahrung verzichtet, dafür aber sehr viel getrunken, vor allem Fencheltee. Unterstützend nimmt man zweimal täglich eine Fastensuppe (Seite 109) zu sich und nimmt verschiedene Heilpflanzenrezepturen wie Galganttabletten, Ingwergranulat oder Petersilienwein ein. Davor und danach sind jeweils drei Tage der Vorbereitung und des Ausklangs vorgesehen. Die Fastenzeit dauert damit insgesamt zwölf bis sechzehn Tage.

Zur Herstellung der Fastensuppe verwendet Hildegard ihr Lieblingsgetreide, den Dinkel. Dazu gibt sie verschiedene saisonale Gemüse, Heilkräuter und Gewürze. Die Fastensuppe ist frei von stoffwechselbelastenden tierischen Eiweißen oder Fetten. Durch die sinnvolle Kombination der Inhaltsstoffe wird dem Körper eine wärmende und stoffwechselaktivierende Nahrung verabreicht, die die körpereigenen Funktionen anregt und die zum Entschlacken nötige Kraft liefert. Die Entschlackungsorgane Darm, Leber, Gallenblase, Lymphsystem und die Nieren werden wirkungsvoll unterstützt. Durch diese Optimierung und Reinigung der Ausscheidungsorgane ist die Fastenkur weit über die eigentlichen Fastentage hinaus wirksam. Ein Jojo-Effekt kann nicht eintreten, da es beim Hildegard-Heilfasten nicht um eine Hungerkur oder eine Gewichtsabnahme geht, sondern um eine Reinigung, Klärung und Verbesserung der natürlichen Ausscheidungsfunktionen.

Das Hildegard-Heilfasten wird als nicht so belastend empfunden wie andere Fastenkuren. Durch das viele Trinken, die Fastensuppe und die Heilkräuter kommt es nur selten zu einem Hungergefühl. Der Elektrolythaushalt bleibt im Gleichgewicht, da der Körper immer ausreichend mit Spurenelementen versorgt wird.

Für Hildegard ist Fasten jedoch mehr als nur eine Entschlackung und Entgiftung des Körpers: Es hat den höheren Sinn einer seelisch-geistigen Reinigung. Durch die Reduzierung aller äußerlichen körperlichen Bedürfnisse und die Konzentration auf das Wesentliche führt es in Verbindung mit meditativer Besinnung zu vertiefter Selbsterkenntnis und zu einer Berührung mit dem, was uns trägt.

Erst im Zusammenspiel von körperlicher und geistig-seelischer Dimension kann das Fasten seine heilbringende Wirkung voll entfalten. Der Mensch wird auf allen Ebenen wieder ‚heil' und ‚ganz'.

MEDITATIVE BESINNUNG

Hildegards Übungsweg war die innere Zuwendung zur Natur. In bewusster Vertiefung suchte sie sich mit der Natur und dem Ewigen zu verbinden. So etwa im entspannten Betrachten und Erspüren einer Pflanze, eines Baches, eines Ortes. Oder indem sie, auf einer Wiese sitzend oder liegend, der Vorstellung nachspürte, wie die Grünkraft aus den Wurzeln der Kräuter und Gräser den eigenen Körper durchflutet und belebt.

Wir verlassen in einer solchen Vertiefung jeden Gedankengang, um uns ganz der inneren Wahrnehmung zu überlassen. Wer diesen sinnlich erfahrbaren Weg geht, benötigt Geduld, Demut, Vertrauen und Offenheit. Es geht um ein Loslassen, Hineinfallen-Lassen und Sich-Hingeben, um ‚Gott zu schauen'. Eine Anleitung der spanischen Mystikerin Teresa von Avila im 16. Jahrhundert lautet „Mira que te mira" (Sieh, wie Er dich ansieht).

Jeder von uns kennt eine solche Verbundenheit mit der Natur, zumindest als Erlebnisqualität aus der Kindheit. Im Gewahrwerden dieser unmittelbaren Verbundenheit begegnen wir der unauflöslichen Verwobenheit unseres Seins, unseres Denkens, Fühlens und Handelns mit allem. Unsere seelischen Kräfte sind mit dem ganzen Erdkreis verwoben. Dem äußeren Auge verborgen, sind sie doch in ständigem Austausch mit allem, was uns umgibt. In diesem Bewusstsein überschreitet der Mensch sein bloßes physisches Dasein. Er ist nicht mehr nur Unterworfener der Weltstruktur, sondern ist aufgerufen und eingeladen, gestaltend am großen Spiel des Seins mitzuwirken.

Eine Übung, die uns dieser Erfahrung näher bringen kann, ist die meditative Wahrnehmung unseres Atemgeschehens. Konzentrieren Sie sich beim Ein- und Ausatmen auf einen bestimmten Gedanken. So können Sie beim Einatmen denken: „Du in mir" und beim Ausatmen „Ich in Dir". Im Kommen und Gehen des Atems können wir unser Verflochtensein mit der Natur wahrnehmen. Beim Einatmen füllen wir aus dem Ozean der Luft unsere Lungen mit Sauerstoff, den die Pflanzen produzieren und damit unser Leben erst ermöglichen. Beim

Ausatmen geben wir an die Pflanzen Kohlendioxid und Wasser zurück, die wiederum ihre Lebensgrundlage bilden. Wie immer Ihr Zugang zur Welt aussieht, im barfüßigen Gang durch eine Wiese oder einen Wald, im Sehen, Schmecken, Riechen, Hören, Spüren oder durch andere sinnliche Wahrnehmungen, nehmen Sie bewusst teil am Großen Ganzen, das Sie bewegt und das von Ihnen bewegt wird. Im Erkennen der Schönheit des ewigen Kreislaufs von Werden und Vergehen – ohne Anfang und Ende – erschließt sich in der Mitte dieses Kreises die eigene Seele, die wahre Identität, die jede Lebenszeit überdauert. Tageskreis und Jahreskreis, die von der Sonne bewegt werden, sind verschmolzen mit dem Kreis des Lebens. Dieses runde Ganze, die Ganzheit von Kosmos und Seele, Geschöpflichem wie Göttlichem, diese Gesamtheit des Seins wird regiert von Weisheit und ist umschlossen von göttlicher Liebe.

„Wie nun die Ewigkeit
vor Anbeginn der Welt keinerlei Ursprung hatte,
so wird sie auch nach dem Ende der Welt
ohne Ende sein:
Anfang und Ende der Welt
werden gleichsam
in einen einzigen Kreislauf des Verstehens
geschlossen."

Tiefe Wahrnehmung entsteht nicht von selbst. Sie ist eine Kunst, die mit Geduld, Demut, Frieden und Gelassenheit geübt sein will.

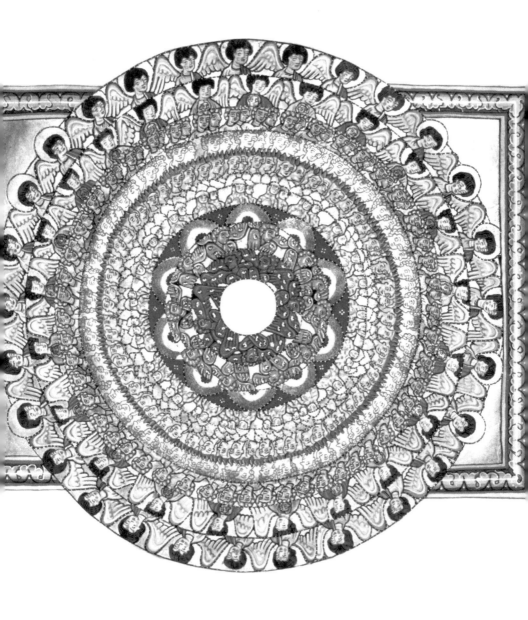

„Mitten im Weltenbau steht der Mensch.
Denn er ist bedeutender
als alle übrigen Geschöpfe,
die abhängig von jener Weltstruktur bleiben.
An Statur ist er zwar klein,
an Kraft seiner Seele jedoch gewaltig.
Sein Haupt nach aufwärts gerichtet,
seine Füße auf festem Grund,
vermag er sowohl die oberen
als auch die unteren Dinge
in Bewegung zu versetzen.
Was er mit seinem Werk
in rechter oder linker Hand bewirkt,
das durchdringt das All,
weil er in der Kraft
seines inneren Menschen
die Möglichkeit hat,
solches ins Werk zu setzen.
Wie nämlich der Leib des Menschen
das Herz an Größe übertrifft,
so sind auch die Kräfte der Seele
gewaltiger als die des Körpers,
und wie das Herz des Menschen
im Körper verborgen ruht,
so ist auch der Körper
von den Kräften der Seele umgeben,
da diese sich
über den gesamten Erdkreis
hin erstrecken."

HILDEGARD VON BINGEN

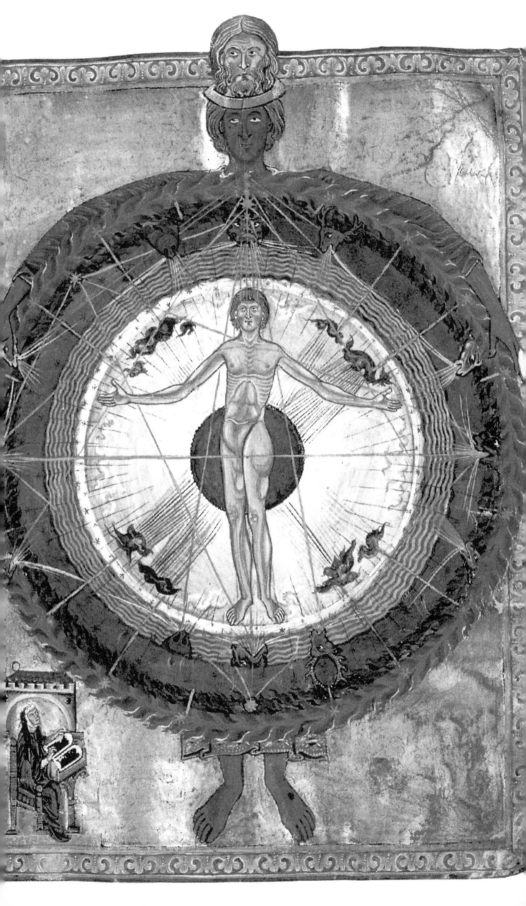

„Ich will sitzen

und ich will schweigen

und will hören,

was Gott in mir redet."

MEISTER ECKHART, 13. JAHRHUNDERT

PRAKTISCHE ÜBUNG

Wählen Sie einen angenehmen Ort in der Natur, vielleicht vor einer Pflanze oder an einem Bach. Falls Sie sich in einem geschlossenen Raum befinden, stellen Sie sich einen solchen Ort vor.

Setzen Sie sich bequem und gestatten Sie sich, in ein Gefühl der inneren Mitte und Ruhe zu gelangen. Entspannen Sie von den Füßen ausgehend alle Körperteile. Lassen Sie alle störenden Gedanken von sich abfallen. Spüren sie die Wärme der Sonne, bewundern Sie das Spiel des Sonnenlichts in den Blättern. Erfühlen Sie den Boden unter Ihren Füßen, schnuppern Sie die Luft, atmen Sie den Geruch der Erde ein und richten Sie Ihre Aufmerksamkeit auf Ihre Atmung. Beobachten Sie den Atem, wie er mit Ihrer Umgebung verbunden ist. Öffnen Sie sich innerlich für Inspiration und Intuition.

Betrachten Sie absichtslos, jedoch mit wachen Sinnen die Pflanze, den Bach oder was Sie gerade vor sich haben. Verweilen Sie entspannt bei Ihrer Wahrnehmung von Farbe, Form, Geruch und Licht. Nehmen Sie sich Zeit, vergessen Sie sich selbst in Ihrer Betrachtung. Verweilen Sie bei der Schönheit dieser Pflanze oder dessen, was Sie gerade betrachten. Vertiefen Sie sich ganz in das Gefühlserleben. Überlassen Sie sich aus diesem Erleben heraus dem Zustand des vollständigen Loslassens, der absoluten inneren Stille, der Leere, der Hingabe, der Begegnung mit dem Ewigen, dem Ergriffenwerden.

Sammeln Sie sich nach einigen Minuten wieder, bedanken Sie sich und kehren Sie langsam mit Ihrer Aufmerksamkeit in den Alltag zurück. Nehmen Sie Ihren physischen Körper wahr. Dehnen und strecken Sie sich, bis Sie wieder ganz im Hier und Jetzt angekommen sind.

„Ich, die höchste und feurige Kraft,
habe jedweden Funken von Leben entzündet
und nichts Tödliches sprühe ich aus.
Ich entscheide über alle Wirklichkeit.
Mit meinen höheren Flügeln
umfliege ich den Erdkreis:
Mit Weisheit habe ich das All geordnet.
Ich, das feurige Leben göttlicher Wesenheit,
zünde hin über die Schönheiten der Fluren,
ich leuchte in den Gewässern,
und brenne in der Sonne, Mond und Sternen.
Mit jedem Lufthauch,
wie mit unsichtbarem Leben,
das alles erhellt,
erwecke ich alles zum Leben …
So ruhe ich in aller Wirklichkeit
verborgen als feurige Kraft.
Alles brennt so durch mich,
wie der Atem den Menschen unablässig bewegt,
gleich der windbewegten Flamme im Feuer.
Dies alles lebt in seiner Wesenheit
und ist kein Tod darin.
Denn ich bin das Leben.
Ich bin auch Vernunft,
die den Hauch des tönenden Wortes in sich trägt,
durch das die ganze Schöpfung gemacht ist.
Allem hauche ich Leben ein,
so dass nichts davon in seiner Art sterblich ist.
Denn ich bin das Leben."

HILDEGARD VON BINGEN

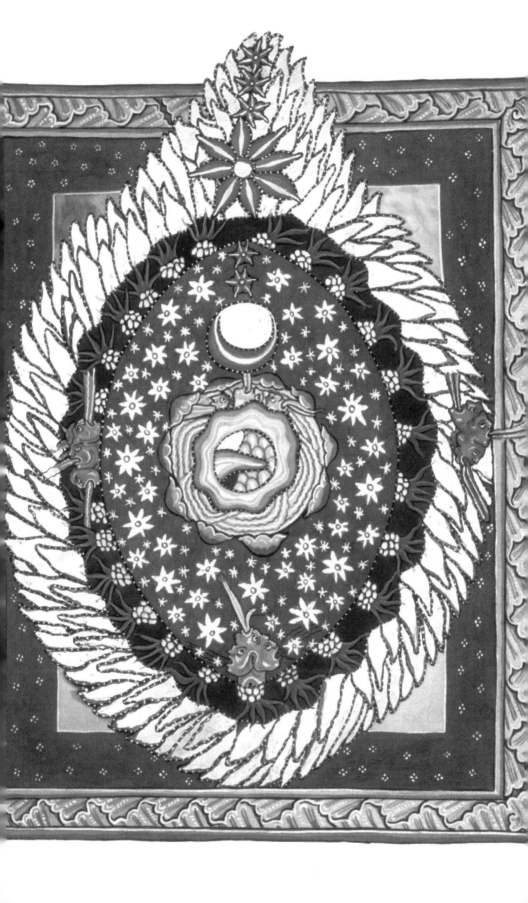

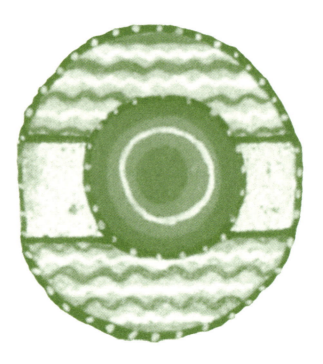

PRAKTISCHE HINWEISE

WAS GESCHIEHT BEIM FASTEN IM KÖRPER?

Wenn der Körper nicht mehr genügend Nahrungsmittel von außen zugeführt bekommt, stellt er seinen Stoffwechsel schrittweise um. Vorgänge zum Aufbau neuer Substanzen werden herabreguliert zugunsten abbauender, entschlackender Vorgänge.

In den ersten vierundzwanzig Stunden greift der Körper zunächst seine eingelagerten Reserven an und entzieht den Muskeln und der Leber die dort gespeicherten Glykogenreserven. Glykogene sind leicht in Energie umwandelbare Kohlehydrate. Als nächstes werden die Eiweißreserven aus dem Blut, aus den großen und kleinen Gefäßen, der Leber, der Bauchspeicheldrüse und dem Darm aufgebraucht. Nach zweitägigem Fasten werden auch die körpereigenen Fettdepots angegriffen und eingeschmolzen. Erster sichtbarer Effekt ist ein Gewichtsverlust. Ziel des Heilfastens ist allerdings nicht die äußere Gewichtsabnahme, sondern die innere Reinigung.

Die gesundheitsfördernde Wirkung des Heilfastens besteht vor allem darin, dass der Körper jetzt alle Energie, die er zuvor zum Verarbeiten der täglichen Nahrung aufwenden musste (immerhin 35 Prozent des gesamten Energiehaushaltes) zum Entschlacken, Entgiften und zur Selbstheilung nutzen kann. Die dabei entstehenden Stoffwechselschlacken werden durch Leber, Lunge, Nieren, Blase, Darm, Haut und Gebärmutter ausgeschieden. Daneben wird auch das Blut von Giftstoffen und ungesunden Zellabbauprodukten gereinigt. Die zirkulierende Blutmenge wird verdünnt und besser verteilt. So wird die Arbeit des Herzens erleichtert, Blutstauungen lösen sich auf, der Blutdruck kann sich neu regulieren.

FÜR WEN IST FASTEN NICHT GEEIGNET?

Für Kleinkinder, Heranwachsende, Schwangere und Menschen im Greisenalter ist das Fasten nicht geeignet.

Auch Patienten mit akuten Infektionskrankheiten, schweren Leber-, Nieren- oder Herz-Kreislauf-Erkrankungen, Schildddrüsenüberfunktion, Krebs, Tuberkulose, Magen- oder Zwölffingerdarmgeschwüren sowie insulinpflichtigem Diabetes mellitus ist vom Fasten abzuraten. Selbstverständlich ist vor jedem Heilfasten genauestens zu prüfen, ob nicht etwa Magersucht vorliegt. Magersucht hat mit Fasten nichts zu tun. Sie gehört dringend in ärztliche Behandlung. Auch Suchtkranke und Patienten, die sich in psychiatrischer Behandlung befinden, sollten vom Fasten Abstand nehmen. Menschen mit Burnout-Syndrom oder mit ausgeprägten Erschöpfungszuständen, zum Beispiel nach Operationen und schweren Erkrankungen, sollten das Fasten verschieben, bis sie in einem stabileren Zustand sind. Falls Sie unsicher sind, ob Heilfasten für Sie das Richtige ist, fragen Sie einen erfahrenen Fastenleiter oder einen Fastenarzt.

Bei Hildegard finden wir noch einen weiteren Vorbehalt:

„Einem Hochmütigen ist das Fasten abzuraten, denn es wird seinen Hochmut nur verstärken."

Wirkliches Fasten ist ein Akt der Demut. Eine Übung, um durch eine geöffnete Tür zu schreiten, mit dem Ziel, göttlicher Kraft und Liebe zu begegnen. In diesem Sinne ermöglicht es eine Metamorphose des eigenen Menschseins – hin zu einem neuen Verständnis des Daseins.

FASTEN IN GEMEINSCHAFT

Für Fastenzeiten empfiehlt sich ein klarer Abstand vom Alltag. Am besten beginnt man unter erfahrener Anleitung in einer Fastengemeinschaft, später kann man vielleicht an einem Urlaubsort oder zu Hause fasten – möglichst ohne berufliche Verpflichtungen.

Jemand, der noch nie gefastet hat, sollte sich für die ersten Male eine Gemeinschaft von Menschen suchen, die für mehrere Tage das gleiche Ziel verfolgen. In einer Gruppe können Tiefpunkte, die beim Fasten völlig normal sind, wesentlich besser verarbeitet werden. Man findet Verständnis bei anderen Fastenden und beim Fastenleiter, denen bestimmte Probleme und Nöte schon bekannt sind und die einem über kritische Momente hinweghelfen können. Das gemeinsame Erleben motiviert und stärkt das Durchhaltevermögen.

Durch das Gemeinschaftserlebnis mit gleichgesinnten Menschen ist Fasten insbesondere für einen Neuling sehr viel wirksamer als ein Versuch im Alleingang. Je nach eigener Verfassung benötigt man Hilfe oder kann selbst Hilfe und Trost spenden. Dieses Tragen und Getragenwerden ist ein wichtiger Teil des Fastenprozesses.

DAS DINKELKORN

Vor allen anderen Getreidearten schätzt Hildegard von Bingen besonders den Dinkel. Zu seiner gesundheitsfördernden Wirkung sagt sie:

„Und wenn einer so krank ist, dass er vor Krankheit nicht essen kann, dann nimm die ganzen Körner des Dinkels und koche sie in Wasser (...) und gib das dem Kranken zu essen, und es heilt ihn innerlich wie eine gute und gesunde Salbe."

Das Dinkelkorn enthält alle für den Organismus lebensnotwendigen Basisstoffe wie Eiweiß, Fette, Kohlehydrate, Vitamine, Spurenelemente und Mineralien sowie vitale Wuchs- und Zellernährungsstoffe. Seine basische Wirkung unterstützt einen ausgewogenen Stoffwechsel, seine Kleie putzt die Darmzotten; so bewirkt Dinkel eine gute Verdauung und verbessert das Allgemeinbefinden sowie die Leistungs- und Konzentrationsfähigkeit. Locker gewordene Zähne festigen sich, rheumatische, arthrotische und arthritische Gelenkschmerzen werden gelindert. Aufgrund seines pharmakologisch ähnlichen Verhaltens wie menschliches Plasma gelangt Dinkel rasch ins Blut. Er stimuliert die Zellerneuerung und sorgt gleichzeitig für die Beseitigung von Stoffwechselschlacken.
Für diese Wirkungen sind verschiedene für den Dinkel spezifische Inhaltsstoffe verantwortlich. So hat Dinkel im Vergleich zum Weizen einen höheren Gehalt an Phenylalanin und Tryptophan. Diese beiden Aminosäuren sind wichtige Ausgangsstoffe für Neurotransmitter, die als Botenstoffe für die Weiterleitung von Nervenimpulsen verantwort-

lich sind. Aus Phenylalanin entstehen zudem Dopamin und die beiden Nebennierenmark-Hormone Noradrenalin und Adrenalin. Ein Mangel an Dopamin liegt der Parkinsonschen Krankheit und der Depression zugrunde. Noradrenalin und Adrenalin sind für gute Stimmung verantwortlich sowie für vitale Funktionen wie die Blutdruckregulation. Tryptophan, ein weiterer Inhaltsstoff des Dinkels, regt die Produktion des Stimmungshormons Serotonin an, das auf die Gemütslage ausgleichend wirkt und für den Schlaf mitverantwortlich ist. Seelische Ausgeglichenheit ist ein guter Schutz gegen Krankheiten.

Das Dinkelkorn enthält noch weitere abwehrfördernde Inhaltsstoffe wie an Zucker gebundenes Cyanid und Rhodanid, sogenannte cyanogene Glycoside und auch Nitriloside. Beim Essen werden diese Substanzen durch den Speichel enzymatisch gespalten und freigesetzt. Im Mund entfalten sie antimikrobielle, im Körper immunstimulierende Wirkung. Dinkel steht deshalb auf der Skala der Nahrungsmittel, welche die natürlichen Abwehrkräfte steigern und vor Krebs schützen, an erster Stelle.

„Dinkel ist das beste Getreidekorn, es wirkt wärmend und fettend, ist hochwertig und gelinder als alle anderen Getreidekörner. Wer Dinkel isst, bildet gutes Fleisch. Dinkel führt zu einem rechten Blut, gibt ein aufgelockertes Gemüt und die Gabe des Frohsinns. Wie immer zubereitet der Dinkel gegessen wird – so oder so – als Brot oder als eine andere Speise gekocht, Dinkel ist mit einem Wort gut und leicht verdaulich."

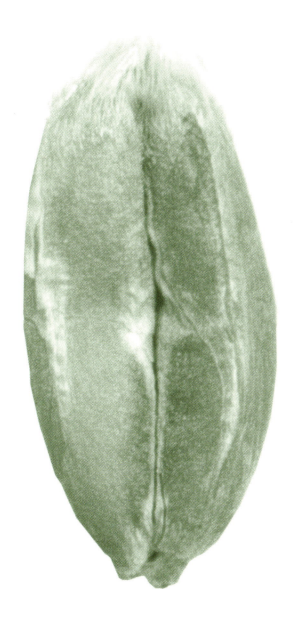

| DINKELKORN

WASSER

Der Körper des Menschen besteht zu sechzig bis achzig Prozent aus Wasser. Dieser Wert muss möglichst konstant gehalten werden. Wenn der Mensch normal trinkt und nicht außergewöhnlich schwitzt, beträgt der Flüssigkeitsverlust über Ausscheidungen täglich etwa 35 ml pro Kilogramm Körpergewicht. Das sind bei einem Körpergewicht von 70 kg etwa 2,4 Liter Flüssigkeit.
Hildegard hat zum Trinken eine eindeutige Meinung:

„Denn wenn der Mensch bei Tisch, nämlich zwischendurch beim Essen, nicht tränke, würde er schwerfällig in geistiger und körperlicher Hinsicht. Es würde auch keinen guten Blutsaft herbeiführen, und er könnte darum keine gute Verdauung haben."

Trinken wir weniger, dann muss der Körper haushalten, der Stoffwechsel – und damit jeglicher Wechsel der Stoffe innerhalb und zwischen den Körperzellen – stagniert. Er muss Wasser sparen, was zu einer Mangelfunktion im gesamten Organismus führt.
Vorzeitige Zellalterung, Anfälligkeit gegenüber Krankheiten, Kreislaufstörungen und Schrumpfungsprozesse in Bandscheiben und Gelenkknorpeln können daraus folgen. Sie trocknen schlicht und einfach aus. Der Mensch kann auch nicht so viel ausscheiden. Es kommt zu Gallen- und Nierensteinen und Stuhlverstopfung.
Ein Mensch kann wesentlich länger ohne Nahrung auskommen als ohne Flüssigkeit. In der normalen Nahrung (ohne Getränke) sind etwa ½ bis ¾ Liter Flüssigkeit enthalten. Diese Flüssigkeit fehlt uns beim

WASSER

Fasten und muss zusätzlich aufgenommen werden. Nur wenn genügend Flüssigkeit im Körper vorhanden ist, können Giftstoffe schnell und effizient abgebaut und ausgeschwemmt werden.

Dennoch verweist Hildegard auch hier auf das rechte Maß. Zu viel Trinken während des Essens ist unbekömmlich und der Verdauung abträglich:

„Trinkt der Mensch aber zu viel beim Essen, dann macht das in den Säften seines Körpers einen üblen Schwall von Sturmfluten, so dass die rechten regelmäßigen Säfte in ihm zersprengt würden."

Beim Hildegard-Fasten wird am besten Fencheltee getrunken, der bei der Entschlackung wertvolle Dienste leistet:

„Wer Fenchel oder dessen Frucht täglich nüchtern isst, dem mindert er durch seine Wärme und edlen Kräfte den bösen Schleim und die Fäulnis, vertilgt den üblen Atemgeruch und macht seine Augen wieder klar."

Die Fenchelfrüchte sollte man kurz vor der Teezubereitung im Mörser anstoßen, damit sich die Inhaltsstoffe, wie die ätherischen Öle des Fenchels, gut extrahieren lassen. Dann mit kochendem Wasser überbrühen und zugedeckt mehrere Minuten ziehen lassen und warm trinken. Sollten Sie jedoch eine Abneigung gegen Fencheltee haben, so ist, ganz im Sinne Hildegards, der Stimme der Seele zu folgen. Man verzichtet dann auf den Tee und trinkt stattdessen abgekochtes Wasser, das in einer Thermoskanne aus Edelstahl warm gehalten werden kann.

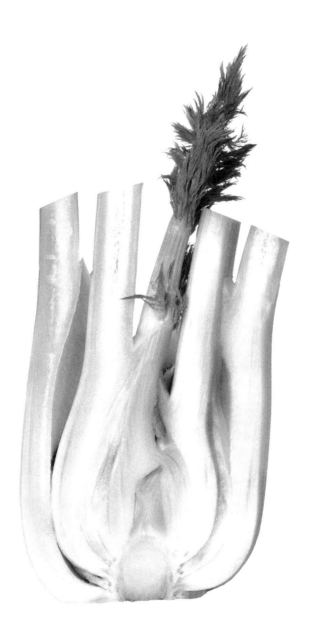

FENCHEL

Von Hildegard stammt eine einfache Empfehlung zur Trinkwasseraufbereitung:

„Wer durch üble Säfte Herzweh, Magenbeschwerden oder Bauchschmerzen hat, erwärme den Kristall (Bergkristall) und gieße Wasser über den Stein. Dann lege er den Stein für eine kurze Stunde in das Wasser, nehme ihn wieder heraus und trinke das Wasser regelmäßig, so wird es ihm in Herz, Magen und Bauch besser gehen."

Daneben beschreibt sie noch eine Fülle weiterer Erkrankungen, wie Lymphknotenschwellungen, Schilddrüsenprobleme und Augenbeschwerden, die durch ein solchermaßen zubereitetes Wasser gelindert werden. Sie können den Bergkristall (der wie ein Mikrochip aus Siliciumdioxid besteht) in einen Wasserkrug legen und das so vorbereitete Wasser zur Teezubereitung verwenden oder es pur genießen – es wird Ihnen in jedem Fall gut tun. Legen Sie den Kristall von Zeit zu Zeit in die Sonne, das gibt ihm neue Kraft. Dieses Kristallwasser ist durch den Bergkristall sichtbar in seiner inneren Struktur vom Trinkwasser zum Heilwasser verändert worden – sie werden es auch optisch an den vielen kleinen aufsteigenden Wasserperlen erkennen.
Versuchen Sie aber bitte nicht, alle Flüssigkeiten auf einmal in sich hinein zu schütten. Wie beim Essen sind auch hier kleinere Portionen über den Tag verteilt wesentlich sinnvoller. So können Sie jedes Mal, wenn Sie Hunger verspüren, ein Glas Fencheltee trinken. Damit tun Sie sich und ihrem Körper etwas Gutes, und ganz nebenbei dämpfen Sie das Hungergefühl. Trinken Sie über den Tag verteilt in kleinen Schlücken die für Ihr Körpergewicht errechnete Flüssigkeitsmenge.

Für die Verdauung benötigt der Mensch eine große Menge Flüssigkeit. Über den Tag verteilt ergibt sich etwa folgender Bedarf: für Speichel, Magensäfte und Gallenflüssigkeit brauchen wir etwa 1–1½ Liter, Verdauungssaft der Bauchspeicheldrüse weitere 2–3 Liter und Verdauungsflüssigkeit des Zwölffingerdarms und Dünndarms nochmals 2–3 Liter. Es werden also gut und gerne 7–10 Liter Flüssigkeit benötigt. Das entspricht einem vollen Putzeimer.

Natürlich trinken wir keine sieben Liter Flüssigkeit am Tag. Stattdessen besitzt unser Körper ein ausgeklügeltes Recyclingsystem. Immer wieder wird jeder Tropfen Flüssigkeit, wenn er als Verdauungssaft nicht mehr benötigt wird, an eine andere Stelle transportiert und dort weiterverwendet. Der Transport zu den verschiedenen Verdauungssaft-Drüsen geschieht über den Blutkreislauf, der die Hauptverbindung im Körper darstellt.

Wird zu wenig Flüssigkeit aufgenommen, ist dieser zentrale Verkehrsweg unterversorgt und kann seiner Aufgabe nicht in vollem Umfang nachkommen. Es wird auf ein Notprogramm umgestellt, um wenigstens die wichtigsten Organe zu versorgen. Der Blutkreislauf und damit der ganze Organismus leidet unter Flüssigkeitsmangel.

Es kann jedoch nicht alle Flüssigkeit beliebig oft und lange wiederverwertet werden, denn der Mensch verliert über die verschiedensten Wege im Laufe des Tages an Flüssigkeit:

HAUT

Mit etwa zwei Quadratmeter Fläche ist sie neben dem Darm das größte Ausscheidungsorgan des Körpers und gibt täglich, auch wenn man nicht schwitzt, eine große Menge Wasser an die Umgebung ab.

WASSER

Während des Fastens ist das Schwitzen intensiver und der Schweiß wird übelriechend, da auch über die Haut entschlackt wird. Fencheltee kann den Geruch des Fastenschweißes etwas mindern.

SCHLEIMHAUT

Vermehrte Schleimbildung in den Bronchien und im Rachen sowie ein verdickter Zungenbelag zeigen an, dass die Ausscheidung gut funktioniert. Es kann sein, dass Sie sich verschnupft oder erkältet fühlen, wenn das Atemwegsystem mit dem Entgiften beschäftigt ist. Auch andere Schleimhäute können Schlacken absondern, manchmal bis hin zu einem entzündeten Gefühl an den Schleimhäuten.

LUNGE

Bei jedem Ausatmen wird Wasser an die Umgebung abgegeben. Das liegt daran, dass die sensiblen Schleimhäute immer feucht sein sollen. Der beim Fasten auftretende üble Mundgeruch ist normal und kann durch Fencheltee und Fencheltabletten etwas gemindert werden. Benutzen Sie öfters Mundwasser oder einige Spritzer Zitrone in Wasser, um den Mund zu spülen. Heilerde kann hilfreich sein, um Mundgeruch, der aus Mund, Rachen, Gaumenmandeln oder vom Magen her kommt, zu neutralisieren.

NIERE

Abfallstoffe, die über die Nieren ausgeschieden werden, benötigen eine gewisse Menge Wasser und bilden so den Urin. Im Fasten riecht der Urin stärker und unangenehmer. Durch die Ausscheidungsvorgänge kann es zu einer gereizten Blasenschleimhaut kommen, wenn über den

Urin ätzende Giftstoffe ausgeschieden werden. Trinken Sie deshalb viel, um die Blasenschleimhäute beim Entgiften zu unterstützen und den Reiz zu mildern.

DARM

Auch der Darm benötigt eine große Menge Wasser, damit die Giftstoffe gebunden und abtransportiert werden können. Der Darm ist das wichtigste Entschlackungsorgan. Wir werden ihm deshalb auf den folgenden Seiten besondere Aufmerksamkeit schenken.

AUSLEITEN UND ABFÜHREN

Zum Abführen fand Hildegard ein wesentlich besseres Mittel als das aggressive Glaubersalz. Sie arbeitet mit Ingwer-Ausleitungskeksen. Der Darm wird auf diese Weise in seiner natürlichen Entschlackungsfunktion optimal unterstützt und wiederhergestellt. Es wird also kein künstlicher Durchfall erzeugt, der den Darm restlos entleeren soll. Die Verdauungs- und Ausscheidungsfunktion des Darmes wird gefördert, nicht geschädigt. Das Ingwergranulat, das wir heute verwenden, beinhaltet wie die historischen Ingwer-Ausleitungskekse Ingwer, Dinkelmehl, Zitwer, Süßholz und Rohrzucker.

Ingwergranulat versetzt den Körper in die Lage, Stoffwechselstörungen bei Rheumatikern und Gichtpatienten zu normalisieren. Es senkt erhöhte Cholesterinwerte und gleicht erhöhte Serumtriglyceridwerte, wie man sie bei übergewichtigen Patienten findet, aus. Schlacken und Giftstoffe sowie krebserregende Fäulnisstoffe aus Magen und Darm werden beseitigt. Diese Art des Abführens mit Ingwergranulat, in Verbindung mit den weiteren von Hildegard empfohlenen pflanzlichen Mitteln, ist besonders herzschonend. Nur die krankmachenden Säfte des Körpers werden über die Nieren und den Darm ausgeschieden, während die guten Säfte im Körper verbleiben.

Am ersten Morgen nehmen Sie einen halben bis einen Teelöffel Ingwergranulat ein, eventuell zusammen mit Fencheltee oder einem Schluck Petersilienwein (die Rezepturen zu allen Heilmitteln finden Sie ab Seite 118). An den folgenden Suppentagen nehmen Sie vor dem Aufstehen im warmem Bett einen halben Teelöffel Ingwergranulat nüchtern mit etwas Flüssigkeit ein und ruhen noch ein paar Minuten.

„Darum sucht einen großen Kürbis
mit einer Ranke von der Länge
eines Mannes,
nehme sein Mark aus
und fülle ihn
mit dem Wasser des Flusses,
das die Sonne erwärmte.
Hängt ihn an den Ast eines Baumes
und führt das Ende der Ranke
in euer Hinterteil ein,
damit das Wasser
durch alle eure Eingeweide
fließen kann.
Ruht euch hinterher kniend
auf dem Boden aus,
lasst das Wasser
dann aus eurem Körper fließen,
damit es aus dem Inneren
alle unreinen und stinkenden
Stoffe des Satans wegspüle."

ARAMÄISCHER TEXT DER ESSENER, 3. JAHRHUNDERT

Sollte sich an diesem Tag kein Stuhlgang einstellen, dann nehmen Sie am folgenden Morgen 1–2 Teelöffel Ingwergranulat ein.

Bei Verstopfung kann zusätzlich Flohsamen (Plantago afra, Plantago ovata) eingesetzt werden. Dazu werden 1–3 Teelöffel Flohsamen morgens und abends mit 1–2 Glas Flüssigkeit eingenommen. Bitte beachten Sie, dass der Flohsamen vor Licht und Feuchtigkeit geschützt aufbewahrt werden muss.

Sie können die Darmreinigung durch einen täglichen Einlauf oder ein Klistier mit warmem Wasser oder schwachem Kamillentee unterstützen. Dabei füllt man den Gummiball des Klistiers oder das Wassergefäß des Irrigators mit lauwarmem Wasser, so dass keine Luft mehr im Ball oder im Irrigator ist. Nun in Hockstellung das Schlauchende des Irrigators oder den Einfüllstutzen des Klistiers vorsichtig etwa 7 Zentimeter in den After einführen und das Wassergefäß oder den Gummiball entleeren. Je nach Größe des Balles kann dieser Vorgang zwei- bis viermal wiederholt werden.

Es ist wichtig, das warme Wasser so lange wie möglich im Darm zu halten, damit sich Verklumpungen oder Verhärtungen lösen können. Schließlich entleert man den Inhalt in die Toilette. Die ganze Prozedur kann wiederholt werden, bis der Darm völlig entleert ist. Selbst wenn man gar nichts isst, erzeugen die Darmbakterien pro Tag etwa 50 Gramm Abfall, der unbedingt ausgeschieden werden sollte, da sich darin die toxischen Abfallstoffe des Körpers befinden.

REAKTIONEN DES KÖRPERS

Irgendwann zeigen sich bei jedem Fastenden – bei dem einen früher, bei dem anderen später – individuell verschiedene körperliche Reaktionen, die man als eine Antwort des Körpers auf das Fasten verstehen muss.

Mit dem Hildegard-Fasten wird der Körper entgiftet und von eingelagerten Schlackenstoffen befreit. Dies hat zur Folge, dass es anfangs zu einer massiven Anhäufung von Giftstoffen im Blut kommt. Der Körper löst zuerst alte Ablagerungen wie Harnsäure oder Schwermetalle aus den Geweben, von den Gefäßen und von den Zellwänden. In einem zweiten Schritt verbrennt er überflüssige Eiweißstoffe sowie alte und kranke Zellen.

Durch die plötzliche Anhäufung all dieser Giftstoffe ist der Organismus kurzzeitig bis an die Grenze seiner Leistungsfähigkeit gefordert. Es kommt zur sogenannten Fastenkrise. Ein Ausschwemmen der Giftstoffe mit viel Wasser und die täglichen Darmentleerungen und lindern innerhalb weniger Stunden die Beschwerden.

Menschen mit Gicht erleben in den ersten Tagen eine kurzzeitige Erhöhung des Harnsäurespiegels, bis es zur Ausscheidung der Harnsäure kommt. In diesen ersten Tagen sollten sich diese Patienten in ärztliche Begleitung begeben und den Harnsäurespiegel kontrollieren, um das Risiko eines Gichtanfalles auszuschließen. Sie sollten sehr viel trinken, vielleicht zusätzlich Brennnesseltee, um von vornherein eine schnelle Ausschwemmung einzuleiten.

Bei Rheumatikern verstärken sich manchmal in den ersten drei bis vier Tagen die Beschwerden. Danach sollte allerdings eine Besserung eintreten. Brennnessel als Tee oder auch als Suppe ist hier ebenfalls sehr nützlich.

Bei manchen Personen werden während des Fastens versteckte Krankheitsherde aktiviert, die zum Teil Schmerzen verursachen können, zum Beispiel an den Zähnen, Mandeln oder in den Nasennebenhöhlen. Entzündungen sollten möglichst naturheilkundlich behandelt werden. Nutzen Sie messerspitzenweise Bertram, Gundelrebe und Quendel.

Der Blutzuckerspiegel sinkt ab, was wir an einer leichten inneren Unruhe und eventuell an Kopfschmerzen besonders am 5. oder 6. Tag feststellen. Verstärktes Trinken verschafft Linderung. Mit einem Schluck des von Hildegard empfohlenen Petersilienweins, der die Durchblutung auch in den feinen Gefäßen verbessert und toxische Stoffe über den Blutweg aufsammelt und entsorgt, geht es einem meistens schnell besser. Eventuell können Sie auch zu Galgantpulver oder Galganttabletten greifen, die insbesondere bei Herz-Kreislauf-Problemen, Ablagerungen in den Herzkranzgefäßen, Schwindel und Blähbauch sinnvoll sind.

Bei Diabetikern kann sich der Blutzuckerspiegel normalisieren. Durch die Gewichtsabnahme und die Stoffwechselumstellung kann der Medikamentenbedarf gesenkt werden. Die Insulinproduktion nimmt ab, da während der Fastenzeit fast kein Insulin gebraucht wird. Diabetiker sollten deswegen, wenn überhaupt, nur unter strenger Überwachung fasten.

Da Mundgeruch und intensiverer Körpergeruch normale Begleiterscheinungen des Fastens sind, sollten Sie auf eine gute Körperpflege achten und Fenchel in jeder Form verwenden.

Obwohl nur Fencheltee und die Fastensuppe (Seite 109) getrunken werden, kommt es gelegentlich zu Magenschmerzen mit saurem Aufstoßen. In diesem Fall hilft der Fenchel als Pulver (1 Teelöffel gemahlenen Fenchelsamen) oder Tablette (2–3 Tabletten). Auch der Dost, besser bekannt als Wilder Majoran oder Oregano, kann zum Beispiel in der Fastensuppe hilfreich sein, die Magenschleimhäute zu beruhigen. Gegen das gelegentliche Gefühl, die Fastenkur nicht durchhalten zu können, hilft der Petersilienwein:

„Wer im Herzen oder in der Milz oder an der Seite Schmerzen hat, der koche Petersilie in Wein und füge etwas Essig und genügend Honig bei, und dann seihe er es durch ein Tuch und trinke oft davon, und er wird geheilt."

Auch der Hormonhaushalt ändert sich. Die Produktion von Sexualhormonen wird verringert und das sexuelle Verlangen kann abnehmen. Bei Frauen kann sich der Menstruationsrhythmus leicht verschieben, pendelt sich aber nach der Kur wieder ein. Häufig werden Zyklusbeschwerden gemildert oder verschwinden ganz, und sogar auf Wechseljahrsbeschwerden hat das Fasten eine positive Auswirkung.
Der Cholesterinspiegel optimiert sich, weil die Cholesterine und Triglyceride mit jedem Fastentag dem Normalbefund näherkommen.
Das Spektrum der Stimmungsschwankungen reicht von leichten Depressionen bis zu einem absoluten psychischen und geistigen Hoch, wobei die Hochphasen normalerweise überwiegen. Auslöser dafür sind im Körper ausgeschüttete Endorphine, die dazu führen, dass viele Fastende geistige und körperliche Höchstleistungen erzielen und sich regelrecht gepuscht fühlen. Durch die Endorphinausschüttungen neigt

man auch schon mal dazu, sich selbst zu überschätzen. Eine gewisse Vorsicht ist deshalb angebracht.

Fastende sind empfindsamer und durchlässiger als sonst. Beim Fasten verlangsamt sich das Lebenstempo. Alles braucht etwas mehr Zeit. Auch die Reaktionsfähigkeit ist langsamer, was vor allem beim Autofahren beachtet werden sollte.

Einige Fastende brauchen weniger Schlaf, andere viel mehr als zuvor – das ist individuell sehr verschieden. Gönnen Sie sich abends ein wohltuendes Lavendelölbad oder einige Tropfen Lavendelöl in der Aromalampe. So erreichen Sie auf angenehme Art eine Entspannung, die Sie ruhig einschlafen lässt.

In der Fastenkrise (oft am 5. Fastentag) kommt es manchmal zu Kreislaufstörungen und Schwächegefühlen, da der Körper jetzt definitiv die Energiezufuhr von außen auf die Energiezufuhr von innen umstellen muss. Dann hilft Galgant als Pulver (1–3 Messerspitzen) oder als Tablette (2–3 Tabletten) und ein Likörgläschen Petersilienwein:

„Wer Herzweh hat, und wer im Herzen schwach ist, der esse bald genügend Galgant, und es wird ihm besser gehen."

Während des Hildegard-Fastens kann es als positive Nebenwirkung zu einer mittelfristigen Blutdruckregulierung kommen. Bei Menschen mit Bluthochdruck kommt es zu einer gesunden Absenkung, bei niedrigem Blutdruck zu einer leichten Belebung.

UNTERSTÜTZENDE MASSNAHMEN

Sauna (am besten mit einem Aufguss aus ausgekochten Blättern, Schalen und Früchten der Edelkastanie), Massagen, Schröpfen, Behandlungen am Ulmenholzfeuer, Nierenmassagen, Gelenk- und Fußreflexmassagen oder auch Akupunkturbehandlungen sind weitere unterstützende Maßnahmen.

Warme Duschen oder ein warmes Bad, vielleicht mit einem stoffwechselanregenden Badezusatz, zum Beispiel Heublumen oder Rosmarin, dynamisieren den verlangsamten Stoffwechsel und wärmen den Körper. Spaziergänge in der Sonne oder leichter Sport sind empfehlenswert. Sie wirken stoffwechselaktivierend und verbessern die Sauerstoffversorgung des Körpers.

Planen Sie Ihre Fastenkur bei zunehmendem Mond, wenn Sie eine starke Heilwirkung und stärkere Reaktionen erreichen möchten und bei abnehmendem Mond, wenn Sie vor allem Schlacken ausscheiden möchten:

„Wenn der Mond in seiner Fülle heranwächst, nimmt auch das Blut im Menschen zu, und wenn der Mond abnimmt, wird auch das Blut im Menschen gemindert."

Diese Beobachtung erklärt auch, warum alle Medikamente bei zunehmendem Mond stärker und bei abnehmendem Mond schwächer wirken.

erster Tag	Wer loslässt, hat die Hände frei
zweiter Tag	Das körperliche Gewand
dritter Tag	Sich selbst näher kommen
vierter Tag	Ordnung
fünfter Tag	Krisis
sechster Tag	Träume
siebter Tag	Bewegung im Innen und Außen
achter Tag	Urgrund des eigenen Seins
neunter Tag	Schönheit von innen
zehnter Tag	„Breakfast" meint Fastenbrechen
elfter Tag	Innere Kräfte
zwölfter Tag	Sie haben es geschafft

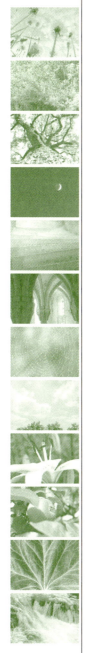

ZWÖLF-TAGE-PLAN

erster Tag
Wer loslässt, hat die Hände frei

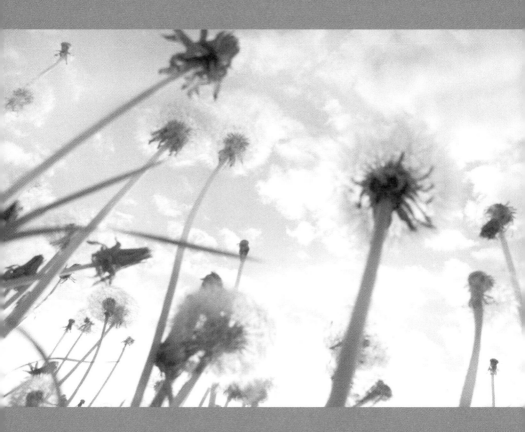

„Ich war ein Regentropfen in der Luft
und war ein leuchtender Stern am Himmel ...
Nichts existiert, mit dessen Wesen
ich mich nicht verbunden hätte."

TALIESIN, WALISISCHER BARDE, 6. JAHRHUNDERT

Lösen Sie sich vom Alltag, lassen Sie Terminkalender und Telefon beiseite. Fasten bedeutet, sich auf den eigenen Rhythmus einzulassen und ins eigene Selbst einzutauchen.

Verhalten Sie sich natürlich: Schlafen Sie so lange, bis Sie wirklich ausgeschlafen sind. Bewegen Sie sich, so oft Ihnen danach zumute ist. Überlassen Sie sich ganz Ihrer natürlichen Innensteuerung und Ihrem Eigenrhythmus. Erspüren Sie Ihre Verbindung mit den Rhythmen der Natur.

Stellen Sie das Rauchen ein und verzichten Sie auf Alkohol, Kaffee, Schwarztee und Süßigkeiten. Nehmen Sie nur die Medikamente ein, die Sie wirklich benötigen. Verzichten Sie auf Entwässerungstabletten, Appetitzügler und Abführmittel.

Die ersten drei vorbereitenden Entlastungstage dienen dazu, Ihre Ernährung und Ihre Lebensweise langsam umzustellen. Bereits an diesen Tagen sollten Sie tierisches Fett und Eiweiß mehr und mehr reduzieren. Nehmen Sie nur leichte Speisen zu sich. Im Rezeptteil (ab Seite 100) finden Sie viele schmackhafte Gerichte. In den darauffolgenden sechs Suppentagen sollten Sie völlig auf tierische Fette und Eiweiße verzichten. Lassen Sie jetzt das üppige Frühstück ausfallen, begnügen Sie sich stattdessen mit einem Dinkelporridge.

Gut sind auch die von Hildegard so hochgeschätzten Äpfel. Durch den Genuss von Äpfeln wird bereits eine erste Entgiftung des Darmes erreicht.

Sparen Sie nicht mit dem Trinken. Wann immer Sie Durst verspüren, folgen Sie der Stimme des Körpers und trinken Sie Fencheltee. Damit Sie einen Überblick über die im Verlauf des Tages aufgenommene Flüssigkeitsmenge erhalten, ist es hilfreich, den gesamten Fencheltee für den Tag bereits am Morgen zuzubereiten. Oder aber Sie füllen mehrmals täglich eine Thermoskanne mit frisch zubereitetem Tee. Mit Hilfe einer Strichliste behalten Sie den Überblick, wieviel Sie schon getrunken haben. Mit dem ausreichenden Trinken steht und fällt der Erfolg der Kur.

Neben der Änderung von Trink- und Essgewohnheiten sollte man sich auch geistig auf das Fasten vorbereiten. Reduzieren Sie Außenreize, schränken Sie das Zeitunglesen und den Fernseh- und Radiokonsum ein. Überdenken Sie eingefahrene schädliche Gewohnheiten.

Morgens nach dem Aufstehen und vor dem Duschen sind Trockenmassagen mit einem Sisalhandschuh oder einer Bürste sinnvoll, um den Stoffwechsel anzukurbeln. Massieren Sie dabei immer in Richtung Herz. Pflegen Sie Ihre Haut nach dem Duschen mit einem guten Körperöl oder einer guten Lotion, denn im Laufe des Fastens neigt die Haut zu Trockenheit.

Falls Sie Ihr Gewicht beobachten möchten, tragen Sie es täglich in eine Tabelle ein. Sorgen Sie für Bewegung, Gymnastik oder Sport.

Legen Sie ein Fastentagebuch an, in das Sie Ihre Gedanken, Gefühle, Erinnerungen und Träume notieren, ohne alles sofort einordnen und verstehen zu wollen. Das Fasten legt Unbewusstes frei, das uns lebenslang begleitet.

Beginnen Sie mit täglicher meditativer Übung. Besinnen Sie sich auf das Wesentliche.

„Aber die Frucht jenes Baumes

ist zart und leicht verdaulich,

und roh genossen

schadet sie gesunden Menschen nicht.

Den Kranken aber

schaden die rohen Äpfel eher,

weil sie schwächlich sind.

Aber die gekochten

und gebratenen Äpfel

sind sowohl für die Kranken

als auch für die Gesunden gut."

HILDEGARD VON BINGEN

zweiter Tag
Das körperliche Gewand

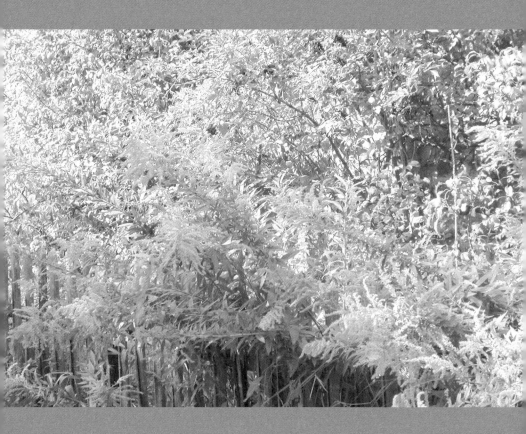

„Bedenke,

was für ein Gewand du angezogen hast,

und vergiss nicht deines Schöpfers,

der dich erschuf."

HILDEGARD VON BINGEN

In dem Maße, wie Sie zur Ruhe kommen, gewinnen Sie mehr und mehr Distanz zum Alltag. Befreien Sie sich bewusst Schritt für Schritt von äußeren Zwängen.

Gönnen Sie sich einen langen Spaziergang in der Natur. Wenn Sie sich auskennen, können Sie dabei frische Frühlingkräuter sammeln wie Löwenzahn, Schafgarbe, Bärlauch (Vorsicht: nicht mit den giftigen Maiglöckchenblättern verwechseln!), Brennnesseln, Taubnesseln, Sauerampfer, Giersch, Pimpinelle, Gundelrebe, Guter Heinrich, Spitzwegerich, Beifuß, Hirtentäschel, Gänseblümchen und viele andere. Sie werden zu Ihrer Überraschung bemerken, dass genau die Heilpflanzen um sie herum wachsen, die Sie nun brauchen können. Machen Sie daraus einen Salat oder verwenden Sie sie in einer Suppe.

Widmen Sie sich in Respekt und Dankbarkeit diesen Heilpflanzen. Zu Hildegards Zeiten bildeten Sie die Grundlage der Medizin. Man wusste darum, wie sie den Menschen auf seinem Heilungsweg unterstützen. Tinkturen, Tee-Rezepturen, Öle, Pulver, Pillen, Latwerge, Salben, Auflagen und Bäder wurden aus ihnen hergestellt.

Die Pflanzen sind Hildegard nicht nur in ihrer sichtbaren Daseinsform wichtig. Ihre Rezepturen beinhalten nicht allein den materiellen Aspekt ihrer Wirkung. Sie sieht vor allem den unsichtbaren Aspekt, der die gesamte Natur beseelt und sich in Pflanzen, Steinen, Tieren, Menschen, Gezeiten, Landschaften, Gestirnen, ja im ganzen Kosmos manifestiert.

„Alles Sichtbare ist ein in einen Geheimniszustand erhobenes Unsichtbares," sagt Novalis.

Hildegards Wahrnehmung, ihre tiefe Schau der unergründlichen Schönheit, die sich in der Vielfalt der Schöpfung äußert, lässt sie unmittelbar am Naturgeschehen teilhaben. Eine Schau, in der alles miteinander verbunden ist, in der alle Aspekte zu einem Ganzen zusammenfinden in ewiger Vollkommenheit.

Zeit und Raum sind für sie nicht linear, sondern in sich geschlossen als ein Kreis zu verstehen, den sie immer wieder und auf allen Ebenen beschreibt: den Jahreskreis, den Monatskreis, den Tageskreis und den Stundenkreis. Ein Kreis, in dem Sein und Werden zusammenfallen, ein Kreis, der die Ewigkeit umschreibt. So ist alles ewig.

Der Mensch ist in seinem irdischen Gewand, in seinem weltlichen Dasein einer einseitigen Vorstellung von Raum und Zeit verhaftet. Durch vertiefte Formen der Wahrnehmung, zum Beispiel auf dem Wege meditativer Übung, ist es ihm jedoch möglich, diese Einseitigkeit zu überschreiten. Durch die Oberfläche des äußeren Gewandes einer Pflanze, eines Steins, ja auch seines eigenen Gewandes hindurch kann er zu einer Begegnung mit der innewohnenden tiefen Kraft finden, die alles durchdringt.

Diese Urkraft in ihrer ständigen Wandlung findet als „Grünkraft" Hildegards ihren Ausdruck in der Vielfalt der äußeren Erscheinungen. Die Erfahrung dieser Kraft ist der Inhalt der Mystik und der Religio (wörtlich: Rückbindung) Hildegards. In einem Zugang zu diesem Bewusstsein besteht das ‚Ganz'werden, das ‚Heil'- und Gesundwerden des Menschen.

„Ach, könntet ihr doch der Sonne und dem Wind mit mehr von eurer Körperhaut und weniger Bekleidung entgegeneilen! Denn Sonnenlicht ist der Odem des Lebens, und die Hand des Lebens ist der Wind. (...) Und vergesset auch dieses nicht: Es gefällt der Erde wohl, von euren nackten Füßen berührt zu werden, und der Wind verlangt danach, mit eurem Haar zu spielen," sagt Khalil Gibran.

„Es gibt eine Kraft
aus der Ewigkeit,
und diese Kraft
ist grün."

HILDEGARD VON BINGEN

dritter Tag
Sich selbst näher kommen

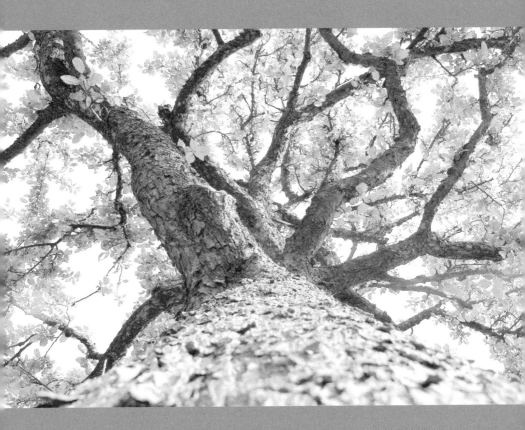

„Wir müssen auf unsere Seele hören,
wenn wir gesund werden wollen."

HILDEGARD VON BINGEN

An diesem letzten vorbereitenden Entlastungstag wird die Wahrnehmung tiefer. Eine neue Erfahrung der Einheit von Körper und Geist wird spürbar.

Halten Sie nach dem Mittagessen eine halbe Stunde Mittagsruhe. Schlafen Sie oder üben Sie ein wenig die meditative Wahrnehmung. Achten Sie darauf, dass Sie nicht gestört werden, dass Sie sich ganz entspannt setzen oder hinlegen können und dass Sie nicht frieren.

Lassen Sie Ihrem Körper Zeit für seine Arbeit. Er baut beim Fasten allerhand um – körperlich, emotional und seelisch.

In den nächsten Tagen können Sie während des Ruhens zusätzlich einen Leberwickel auf den Bauch legen. Er besteht aus einem kleinen, mit heißem Wasser übergossenen, leicht ausgewrungen zusammengelegten Frotteehandtuch. Dieses Tuch wird nach dem Essen auf den Oberbauch gelegt. Darüber kommt eine elastische Wärmflasche und ein größeres Frotteehandtuch. Die feuchte Wärme des Leberwickels unterstützt die Leber bei ihrer Entgiftungsarbeit. Sie ist das größte innere Organ im menschlichen Körper und hauptverantwortlich am Entgiftungsprozess beteiligt. Für jede Unterstützung, die wir ihr geben, ist sie dankbar.

Geht der Mensch achtsam mit seinem Körper und seinem Geist um, so lebt er gesund. Fasten sollte kein gewaltsames Zuchtinstrument sein, sondern eine Übung mit dem Ziel, in einem umfassenden Bewusstsein des eigenen Daseins, des Körpers, der Emotionen und der geistigen Haltungen zu leben. Es sollte eher Bewusstseinsübung sein, um Ausgewogenheit und Frieden im Inneren und Äußeren zu finden. Unfriede entsteht aus Maßlosigkeit, aus dem Beherrschtwerden von Wünschen, Bedürfnissen, Trieben und Leidenschaften.

DRITTER TAG

Es ist schon immer ein wichtiges Ziel gewesen, das rechte Maß zu finden gegenüber äußeren Einflüssen und inneren Gedanken. Deshalb wird seit Jahrhunderten das körperliche Fasten mit geistigem Fasten verbunden: mit Schweigen, Stille, Abgeschiedenheit, einfacher Arbeit, Gebet und Meditation.

In unserem äußeren Leben sind wir mit Besitztümern, Ideen und Alltagsdingen überfrachtet. Im Fasten erleben wir dagegen, dass wir von einer inneren Substanz leben, die uns gegeben ist.

Die Mystikerin Theresa von Avila verweist auf die Freiheit und Fülle des Lebens, die sich im ‚nada' (Leerwerden) als Voraussetzung für das Erfülltwerden erschließt: „Dios solo basta" (Gott allein genügt). Dieses Erfülltwerden im Kern unseres Daseins gibt uns eine sichere Grundlage, aus der heraus wir unser Leben glücklich leben können, ohne von den äußeren Dingen abhängig zu werden.

Wir erkennen das richtige Maß, das uns gut tut. Wir erfahren während des Fastens den maßvollen Umgang mit dem, was uns innerlich umtreibt. Wie ein Reiter sein Pferd lenkt, so wird das Bewusstsein mehr und mehr fähig, das Ego mit seinen Zielen und Wünschen zu lenken, anstatt, bewusst oder unbewusst, von ihnen beherrscht zu werden.

Schon Augustinus lehrte, es gehe nicht darum, seinen Leib zu hassen, sondern schlechten Gewohnheiten mit einem liebevoll-kritischen Umgang zu begegnen und dadurch zur Gesundung des Leibes beizutragen. Nicht das Hinwegsetzen über elementare Bedürfnisse ist das Ziel des Fastens, sondern ein gütiger Umgang mit ihnen. Es geht nicht um irgendeine Unabhängigkeit von der Nahrung, sondern um einen maßvollen und respektvollen Umgang mit ihr. Es geht gerade nicht um eine Kasteiung des Leibes, sondern um ein neues Verständnis für den Körper als irdisches Haus der Seele. Dazu gehört zugleich auch die Aufforderung, dieses Haus für die Erfüllung wesenseigener Aufgaben verantwortlich zu pflegen.

Wenn Leib und Seele miteinander in Einklang sind, findet die Seele ein passendes Gefäß für das irdische Leben. Kommt diese Einheit aus dem Gleichgewicht, wird der Mensch krank. Das Heilfasten macht den ganzen Menschen heil, denn es umfasst, verbindet und heilt Körper, Emotionen und Seele. Es fügt den Menschen wieder zu einer Einheit zusammen und öffnet ihn für sein Bewusstsein des Woher und Wohin. Es ermöglicht ihm einen Blick auf die Schönheit des Großen Ganzen.

vierter Tag
Ordnung

„Die Natur ist Gott in allen Dingen.
Was ist denn die Natur anderes als die göttliche Macht,
welche die Materie antreibt;
die allem eingeprägte und ewige Ordnung?
Das Göttliche ist das Unendliche im Unendlichen,
die Allgegenwart in allem,
nicht über dem Universum oder außerhalb desselben,
sondern auf höchste Weise in allem anwesend, allem immanent,
so wie die Einheit nicht außerhalb des Seienden
oder über dem Seienden
und die Natur nicht außerhalb der natürlichen Dinge ist.
Der Geist, der dies alles umfasst, ist das Göttliche."

GIORDANO BRUNO, DOMINIKANER, OPFER DER INQUISITION, 16. JH.

Um zu einer neuen Ordnung zu gelangen, bedarf es zuvor einer Klärung. Im Fasten vollzieht sich eine solche Klärung ganz konkret und körperlich in Form einer vermehrten Ab- und Ausscheidung von Unbrauchbarem. Vor allem der Darm wird gezielt in seiner Ausscheidungsfunktion unterstützt.

Verzichten Sie unbedingt auf das bei anderen Fastenkuren übliche aggressive Glaubersalz. Nehmen Sie stattdessen morgens ½ Ingwerkeks oder ½–1 Teelöffel Ingwergranulat mit Tee ein, am besten noch im Bett. Das wärmende Ingwergranulat entgiftet und fördert das Immunsystem. Es unterstützt und dynamisiert die natürliche Entschlackungsfunktion des Darms, ohne zu Durchfällen zu führen wie das Glaubersalz, das mit seiner starken energetischen Kälte den Darm in seiner Funktion lähmt und eine völlige Darmentleerung hervorruft. Für Hildegard ist die aktive Entschlackung über einen regen Darm von größter Wichtigkeit, denn vor allem über den Darm sollen in der Fastenzeit und auch später alle Schlacken ausgeschieden werden.

Ein anschließender Einlauf hilft zusätzlich, den Darm auf Ausscheidung zu programmieren. Mit dieser gründlichen Darmreinigung, die Sie täglich vornehmen sollten, vermeiden Sie, dass sich Schlacken oder Toxine anhäufen, die zu Kopfschmerzen und anderen Beschwerden führen. Benutzen Sie zu diesem Zweck einen Irrigator oder ein Klistier (siehe Seite 50).

Falls nötig, können Sie bei Verstopfung zusätzlich 1–2 Teelöffel Flohsamen mit einem Glas Flüssigkeit einnehmen. Behalten Sie den Flohsamen nicht zu lange im Mund, sonst klebt er hartnäckig an Mundschleimhaut und Gebiss fest. Achten Sie darauf, dass Sie jeden Tag Stuhlgang haben, damit die Schlacken den Körper verlassen können.

Zum Frühstück stehen Fencheltee oder Dinkelkaffee auf dem Speiseplan. Trinken Sie über den ganzen Tag verteilt viel Fencheltee.

Mittags gibt es eine pürierte Fastensuppe (Seite 109). Sie sollte sie nicht zu heiß und nicht zu kalt gegessen werden. Sie können, wenn Sie viel Hunger haben, gern mehrere Teller davon nehmen. Beim Fasten geht es um den Reinigungsprozess, nicht um das Abnehmen. Essen Sie mit Genuss und in aller Ruhe.

Gönnen Sie sich zwei- bis dreimal täglich ein Likörgläschen Petersilienwein nach den Mahlzeiten.

Nach dem Essen kommt der heiße Leberwickel zur Anwendung. Mit dem feucht-heißen Wickel auf der Leber, das heißt über dem rechten Rippenbogen, sollten Sie sich für eine halbe Stunde ins Bett zurückziehen. Die feuchte Wärme des Leberwickels unterstützt die Leber bei ihrer Entgiftungsarbeit.

Danach bietet sich ein Verdauungsspaziergang an der frischen Luft an. Wenn Sie Lust haben, können Sie sich über den Tag verteilt mehrmals zu einer meditativen Übung zurückziehen.

Zur Durchblutungsförderung sollten Sie über den Tag verteilt 1–3 Messerspitzen Galgantpulver oder 2–3 Galganttabletten einnehmen. Falls sich Ihr Bauch unwohl anfühlt, können Sie ihn ab jetzt zusätzlich mit einigen Messerspitzen Fenchelsamenpulver oder 2–3 Fencheltabletten unterstützen.

Abends gibt es nochmals eine Fastensuppe und eventuell anschließend wieder einen Leberwickel. Hören Sie auf Ihren Körper und gehen Sie rechtzeitig ins Bett, das Sie liebevoll mit der Wärmflasche vorgewärmt haben.

Die körperliche Reinigung und Klärung bereitet uns vor, auch in tieferliegenden Schichten zu einer Wandlung und Entwicklung zu gelangen. Im Verlauf der täglichen meditativen Versenkung können Reinigungsprozesse der Seele zu tiefen inneren Veränderungen führen. Eine solche Bereinigung und Neuordnung von innen heraus kann uns helfen, uns selbst und unser Verhältnis zum Außen besser zu sehen und zu verstehen. Sie schafft eine neue Klarheit, zu erkennen, wer ich bin, und einen klaren Blick für das, was mich umgibt.

Dieses Verständnis bereitet den Weg, durch die Vielfalt hindurch die Einheit aller Dinge zu entdecken, die gemeinsame Verbindung alles Seienden. „Alles ist mit allem verbunden" sagt Hildegard, und zugleich beschreibt sie in ihrem Liber subtilitatum diversarum naturarum creaturarum (Buch von dem inneren Wesen der verschiedenen Naturen der Geschöpfe) die spezifische Unterschiedlichkeit der Tiere, Pflanzen, Steine, Krankheiten und Heilmittel. Es ist ihr wichtig, die Einheit in der Vielfalt und damit die ganze Schönheit der Schöpfung zu begreifen. Es geht ihr darum, zu sehen, dass der Einzelne mehr ist, als sein irdischer Leib; um das Bewusstsein unserer vollständigen Teilhabe am ganzen Universum und am ewigen Wandel, der sich vollzieht – unabhängig von Raum und Zeit. Darum, unser Dasein im Weltenrad zu begreifen, in einem unaufhörlich sich drehenden Kaleidoskop, bei dem nichts hinzugefügt und nichts weggenommen werden kann. Das getragen ist von Liebe und Weisheit, dem innewohnenden Schöpfer. "Aus dem Urgrund der wahren Liebe, in deren Wissen der Weltenlauf ruht, leuchtet ihre überaus feine Ordnung über alle Dinge hervor und kommt, alles haltend und alles hegend, immer wieder neu ans Licht."

fünfter Tag
Krisis

„O heilsamer Weg,
der kraftvoll sich Bahn bricht!
Alles durchdringst Du:
die Höhen, die Tiefen, den Abgrund –
Du fügest und bindest alles in Eins."

HILDEGARD VON BINGEN

Am fünften Tag gibt es häufig eine ‚Krisis', einen Wendepunkt. Es vollzieht sich ja eine Umstellung Ihrer ganzen Person: nicht mehr vom Außen zu leben, sich von außen ernähren zu lassen, sondern sich dem Innen und den inneren Beständen und Ressourcen zu widmen.

Lassen Sie sich mit dem Aufstehen Zeit, werden Sie erst einmal richtig wach. Nehmen Sie dann die Ingwerkekse oder das Ingwergranulat zu sich und bleiben Sie noch eine Weile gemütlich liegen. Machen Sie im Bett etwas Morgengymnastik, recken und strecken Sie sich. Gehen Sie anschließend langsam im Zimmer hin und her. Vielleicht machen Sie eine Bewegungsübung? Achten Sie jedoch darauf, dass Sie sich nicht verkühlen.

Das Frühstück besteht wieder aus Fencheltee oder Dinkelkaffee. Genießen Sie weiterhin täglich ein Likörglas Petersilienwein nach den Mahlzeiten. Dieser tut auch gut, wenn man das Gefühl hat, das Fasten nicht mehr durchhalten zu können.

Mittags gibt es wieder Fastensuppe (Seite 109) und danach einen Leberwickel. Gönnen Sie sich wie an jedem Fastentag eine Mittagsruhe. Abends können Sie nochmals eine Fastensuppe essen – wenn Sie sehr hungrig sind, auch zwei Teller.

Trinken Sie jetzt sehr viel, mindestens drei Liter, am besten Fencheltee, abgekochtes Wasser oder Kristallwasser. Diese Getränke schwemmen Gifte und Säuren aus und lassen den Kopfschmerz weichen.

Sollten sich trotzdem in den nächsten Tagen Kopfschmerzen einstellen, kann das ein Zeichen dafür sein, dass Sie zu wenig getrunken haben und sich deshalb die Schlacken in Ihrem Körper anstauen. Wenn Sie in Ihrem Haus Frühjahrsputz machen, begnügen Sie sich ja auch nicht mit einem kleinen Eimerchen Wasser, sondern sorgen eher für eine große Überschwemmung. Dasselbe Reinemachen ist jetzt für Ihren Körper dran mit seinen Millionen von Zellen, die im Fastenprozess gesäubert werden.

Es kann sein, dass Sie jetzt vermehrt schwitzen und dass Ihr Schweiß unangenehm riecht. Zudem können Mundgeruch und Zungenbelag auftreten. Möglicherweise riechen auch Urin und Stuhl unangenehmer als sonst. Das alles sind Zeichen für eine beginnende Entschlackung. Der Fastenarzt Buchinger pflegte zu sagen: „Man kann einen Stall nicht ausmisten, ohne dass es stinkt."

Duschen Sie öfter als sonst, putzen Sie häufig die Zähne, benutzen Sie pflanzliches Mundwasser, nehmen Sie Fenchelsamenpulver oder kauen Sie Fencheltabletten. Vor allem: Üben Sie Rücksicht in der Begegnung mit anderen.

Vorhandene Erkrankungen können an diesem Tag leicht aufflackern und sollten nach Möglichkeit naturheilkundlich behandelt werden. Dieses Aufflackern ist ein Zeichen, dass der Fastenprozess auch Problemfelder im Körper erreicht. Der Körper beginnt, diese mit seinen Selbstheilungskräften anzugehen. Fürchten Sie sich nicht davor, denn das ist ein gutes Zeichen.

Gegen Kreislaufstörungen kann ein Likörgläschen Petersilienwein oder frischer Rosmarin helfen. Rosmarin kann als kräftiger Tee eingenommen werden. 5–6 Tropfen ätherisches Rosmarinöl morgens ins Duschgel oder ins Körperöl oder einige Tropfen auf den Hemdkragen oder die Bluse können zusätzlich hilfreich sein.

Ihr Wärmehaushalt muss sich nun ebenfalls umstellen. Zur Aufrechterhaltung der Körpertemperatur benötigt der Organismus Energie und Brennstoff. Beim Fasten fehlt jedoch der Brennstoff von außen.

Zugleich fließt die meiste Energie in den Entgiftungsprozess. Der Körper schaltet auf Sparflamme. Das Absinken des Kreislaufes in dieser Situation führt dazu, dass man leichter friert.

Trinken Sie warmen Tee. Auch ein warmes Bad, zum Beispiel mit Heublumenzusatz, kann Ihren inneren Ofen anheizen. Sorgen Sie zudem stets für warme Füße. Nehmen Sie bei kalten Füßen ein Fußbad mit einem Teelöffel Senfmehl. Tragen Sie wärmere Kleidung als sonst und nutzen Sie Ihre Wärmflasche oder ein Kirschkernkissen. Elektrische Heizdecken sollten Sie wegen Elektrosmog unbedingt meiden. Verwenden Sie die Wärmflasche vor allem für die Füße. Sie sind vom Herzen am weitesten entfernt und deshalb die ersten Körperbereiche, die frieren. Warme Füße sind eine der wichtigsten Voraussetzungen für einen guten und gesunden Schlaf. Und was gibt es schließlich Schöneres, als abends in ein mollig warmes Bett zu steigen?

Dieser häufig als unangenehm empfundene Tag markiert den endgültigen Wechsel von der Nahrungsaufnahme von außen auf eine Lebensweise unter Verwendung körpereigener Substanzen. Das kann sich vorübergehend in verstärktem Hunger, leichten Schwächegefühlen und anderen ungewohnten Empfindungen äußern. Ihr Körper bemerkt, dass die Energiezufuhr von außen nicht mehr für die Versorgung der Körperfunktionen ausreicht. Auch die Glykogenreserven der Leber sind nun verbraucht.

Es kann zu Hunger kommen, zu Kreislaufschwankungen, kleinen Schwächegefühlen, deprimierenden Gedanken, vermehrtem Frieren oder Schwitzen, Konzentrationsstörungen, Zerschlagenheitsgefühlen und auch zu Kopfschmerzen. Die zur Ausscheidung freiwerdenden Toxine und andere Schlacken verursachen ein gewisses Unwohlsein.

Diese Giftstoffe befinden sich vor allem im Fett- und Bindegewebe sowie an den Gefäßwänden und in Organen, nicht zuletzt im Gehirn. Sie werden jetzt durch fastenbedingten Fett- und Eiweißabbau im Körper losgelöst und ausgeschieden.

Auch emotional sind Sie an diesem Tag möglicherweise etwas angespannt. Das ist alles ganz normal. Jetzt nicht die Geduld verlieren und das Fasten abbrechen! Wenn man häufiger fastet, wird man flexibler und absolviert die Umstellung leichter und schneller.

Hungergefühle können zudem ein Verlangen nach mehr als nur äußerer Nahrung sein, nämlich nach Nahrung im weitesten Sinne. Auch auf emotionaler und seelischer Ebene wendet man sich jetzt stärker sich selbst zu und nimmt sich in dieser Zeit unverhüllter wahr als sonst.

Die nun zutage tretenden Unzufriedenheiten, Bedürfnisse, Sorgen und Nöte können Sie zuerst einmal etwas aus dem Gleichgewicht bringen. Vielleicht lange durch Ablenkung, Arbeit und Trostmittel wie Essen und Trinken verdeckt, werden sie nun offen gelegt. Das Fasten zeigt Ihnen, wer Sie wirklich sind. Sie erkennen Ihre inneren Wahrheiten, werden durchlässiger, nehmen leichter wahr, was Ihr Leben im Innersten trägt.

Dieser innere Hunger lässt Sie auf die Suche gehen nach dem, was Ihre Seele wirklich nährt. In Stille und Zurückgezogenheit können Sie es eher finden.

Viele bemerken das von sich aus und suchen den Abstand vom Alltag während des Fastens, sei es daheim oder im Urlaub. Wer so fastet, fühlt sich hinterher klarer, stärker und freier.

„Letztlich sind wir hier,

weil es kein Entrinnen

vor uns selbst gibt."

HILDEGARD VON BINGEN

sechster Tag
Träume

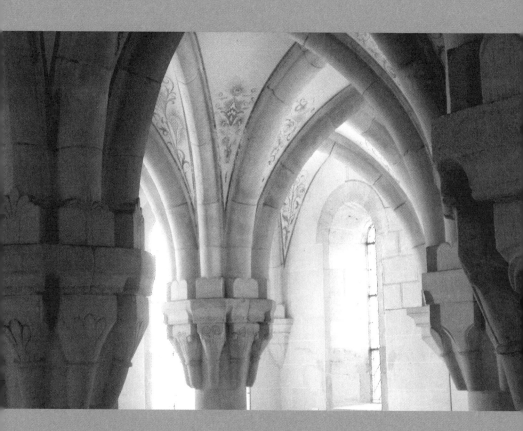

„Die Fastenzeit
soll eine Ewigkeitsminute der Stille
in unserem gehetzten Leben sein."

OTTO BUCHINGER, FASTENARZT

Lassen Sie die Tage entspannt ausklingen, machen Sie abends noch einen kleinen Spaziergang oder lesen Sie etwas Wohltuendes. Falls Sie nicht einschlafen können, trinken Sie Lavendeltee, machen Sie ein Lavendelölbad oder träufeln Sie ätherisches Lavendelöl in ein heißes Fußbad oder auf Ihr Kopfkissen. Sollten Sie an Schlafmittel gewöhnt sein, greifen Sie trotzdem nur im äußersten Notfall darauf zurück. Öffnen Sie bei Nacht das Fenster für eine gute Sauerstoffzufuhr und drehen Sie die Heizung zurück. So können Sie sanft und entspannt in einen erholsamen Schlaf gleiten.

Während des Fastens ist der Schlaf oftmals kürzer als sonst. Auch Wachzeiten mitten in der Nacht sind normal. Meditieren Sie eine Weile, genießen Sie die Stille der Nacht, beobachten Sie aufsteigende Gedanken und notieren Sie sie, oder lesen Sie ein wenig. Wer auch nach längerer Zeit nicht wieder einschlafen kann, versuche es mit einer kalten Körperabwaschung: mit einem nassen Waschlappen rasch den gesamten Körper abwaschen und ohne Abtrocknen schnell wieder ins Bett schlüpfen. Oft bringt das den erwünschten Schlaf.

Manche träumen nachts sehr intensiv. Schöne und kreative, aber auch bedrückende Träume. Notieren Sie die Träume in Ihr Fastentagebuch. Sie zeigen Ihnen, was in Ihrem Unterbewusstsein stattfindet. Setzen Sie sich damit dann bei Lichte auseinander. Sie werden staunen, was Sie alles über sich erfahren: was Sie bewegt, was Ihnen wichtig ist, was Ihre Ängste sind. Sie können auf diesem Wege Ihr Unterbewusstes klären und schlüssiger leben.

Obwohl Sie weniger schlafen als sonst, werden Sie morgens entdecken, dass Sie gar nicht müde sind. Das Zeitempfinden verändert sich. Man wird langsamer und hat doch mehr Zeit.

siebter Tag

Bewegung im Innen und Außen

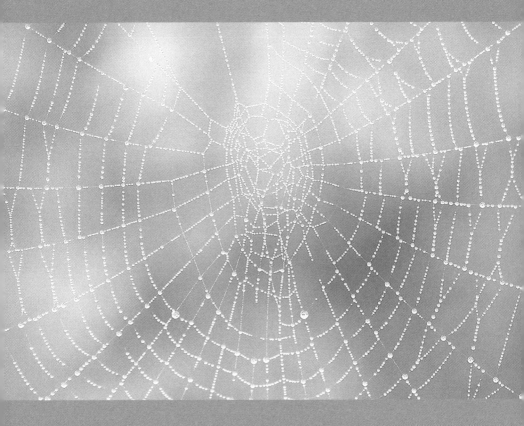

„Alles

ist mit allem

verbunden."

HILDEGARD VON BINGEN

Faulenzen oder sich bewegen? Je nach momentaner Verfassung ist beides abwechselnd nützlich und richtig. Hören Sie auf Ihren Körper, der Ihnen das Richtige raten wird.

Der Hunger ist vergangen und Ihr Körper baut ab, was nicht gebraucht wird. Zuerst die Zellschlacken, dann überflüssige Fettreserven. Damit die Muskulatur nicht mit abgebaut wird, sollten Sie sich täglich bewegen. Spaziergänge oder Bewegungsübungen, wenn Sie Lust haben auch leichter Sport, schützen die Muskulatur und erhalten sie. Frische Luft hilft mit ihrem Sauerstoff zusätzlich, den Stoffwechsel anzuregen.

Mal bleibt Ihr Gewicht gleich, dann sinkt es plötzlich wieder ein wenig ab. Das liegt daran, dass sich der Stoffwechsel immer wieder Kraft zum Sammeln und Ausschleusen der Schlacken nimmt. Das Gleichgewicht, auch Homöostase des Körpers genannt, muss nach jeder Entgiftungsrunde wieder neu austariert werden. So gewöhnt sich Ihr Körper langsam an die neue, gesündere Stoffwechselsituation. Ein Rebound- oder Jojo-Effekt kann beim Entgiften auf diese Weise gar nicht erst entstehen.

Im Fasten wird ein gesundes Gleichgewicht wiederhergestellt. Der Mensch lernt eine Pause einzulegen, zu verweilen, nach Perioden der Überspannung wieder Lösung und Entspannung sinnlich zu erfahren. Gerade wenn Sie bisher fortwährend inneren Spannungszuständen ausgesetzt sind, können Sie diese neue Erfahrung als erlösend erleben und eine Ahnung von innerer Ruhe und Gelassenheit bekommen. Vielleicht gelingt es Ihnen, besser in Ihren natürlichen Rhythmus zu kommen. Wo bemerken Sie, dass Sie mit sich noch aus dem Takt sind? Wie gestaltet sich Ihre Verbundenheit zu den Dingen um Sie herum?

SIEBTER TAG

achter Tag
Urgrund des eigenen Seins

„O Mensch,
schau dir doch ... den Menschen richtig an:
der Mensch hat ja Himmel und Erde
und die ganze übrige Kreatur in sich selber
und ist doch eine Gestalt,
und in ihm ist alles
schon verborgen vorhanden."

HILDEGARD VON BINGEN

Ihr Körper hat sich nun an den Reinigungsvorgang gewöhnt. In dieser Phase des Fastens schält sich mehr und mehr der gesunde Körper – als Leib und Seele – aus den alten Schlacken heraus.

Heilfasten heißt Ballast abzuwerfen und die Verhaftung im Äußeren zu überwinden. Es bedeutet ein Loslassen von Ablenkungen und Überflüssigem und eine Hinwendung zur tiefen Essenz des eigenen Daseins, eine Pilgerreise zum Substanziellen. Wir kommen dem näher, was wir wirklich zum Leben brauchen.

Fasten ist ein Akt der Unterscheidung und Klärung zwischen essenziellem Kern und überflüssig Belastendem. Die Fastenaskese erleichtert einen ungeschminkten Blick auf uns selbst. Sie trägt dazu bei, uns zu sehen, zu hören, zu fühlen. Sie macht uns frei, tiefere Wahrheiten zu erkennen und ‚innere Räume' zu betreten. Der Sinn unseres persönlichen Daseins erschließt sich zunehmend von innen her.

Für den reifen Menschen wird das tägliche Leben zur angewandten Meditation. Meditative Wahrnehmung führt tiefer in das Leben hinein: nicht weg vom Leben, sondern mitten durch das Leben hindurch.

Das ist eine revolutionäre Sicht, die unser gesamtes Leben, unsere Würde, unseren Wert, Glück und Anerkennung von einer inneren Neuorientierung her definiert und nicht mehr von äußeren Maßstäben. So ist das Heilwerden durch Fasten ein Weg der Mystik, ein Weg nach innen und wieder zurück nach außen, der den Menschen im umfassenden Sinne authentisch und gesund werden lässt.

neunter Tag
Schönheit von innen

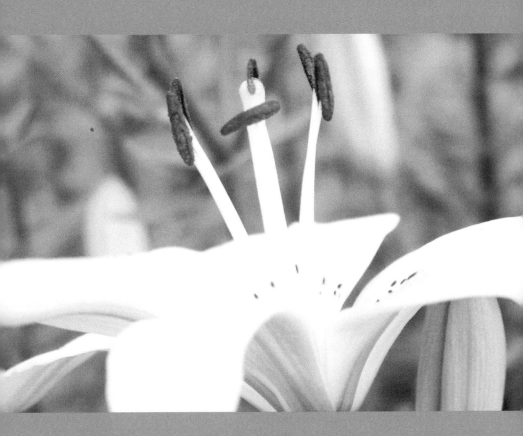

„Das Fasten
ist Friede für den Körper,
die Zierde der Glieder,
der Schmuck des Lebens."

PETRUS CHRYSOLOGUS, BISCHOF VON RAVENNA, 5. JAHRHUNDERT

Haben Sie bemerkt, dass Ihre Haut inzwischen reiner und weicher geworden ist? Fasten ist ein erfolgreiches biologisches Entgiftungsmittel. Wie ein gutes Kosmetikum wirkt es von innen her. Durch die Reinigung aller Körperzellen können wir Alterungsvorgängen entgegenwirken. Fasten ist eine wirksame Verjüngungskur und steigert die körperliche und geistige Leistungsfähigkeit. Auf diese Weise können Sie einem Leistungsknick um das 40. Lebensjahr wirkungsvoll entgegenwirken.

Die graue und müde Haut der Raucher wird wieder rosig und frisch, das gedunsene Gesicht der Alkohol-Liebhaber strafft sich und bekommt feinere Züge. Hautunreinheiten und Pickel gehen zurück oder verschwinden ganz.

Die Sinne sind geschärft, die Augen werden wacher, klarer und leuchtender, der Blick sicherer. Phantasie und Kreativität werden lebendiger, Ihre Aufnahmefähigkeit ist gesteigert.

Schönheit ist nicht nur das, was man auf den ersten Blick sieht, es hat vielmehr mit Ihrer Ausstrahlung zu tun: Eine spürbare Schönheit, die nicht an körperliche Bedingungen gebunden ist. Mit Ihrer inneren Wandlung entwickelt sich mehr und mehr auch diese Ausstrahlung.

Heute ist der letzte Fastentag. Ab morgen werden Sie sich wieder langsam dem Alltag annähern – zumindest was das Essen anbelangt. Freuen Sie sich auf das morgige Fastenbrechen mit einem herrlich duftenden Bratapfel (Seite 108) zum Frühstück!

zehnter Tag
„Breakfast" meint Fastenbrechen

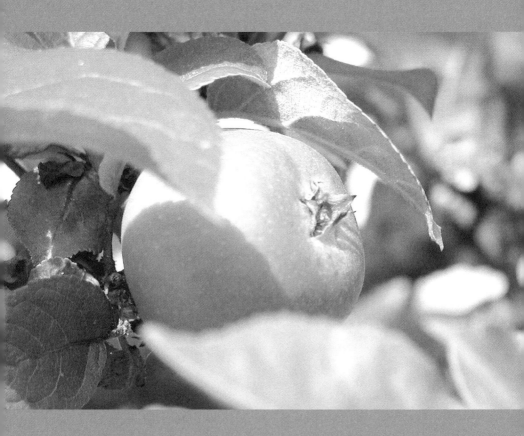

„Jeder Dumme kann fasten,
aber nur ein Weiser
kann das Fasten richtig brechen."

GEORGE BERNARD SHAW

Das Frühstück besteht aus einem köstlichen Bratapfel (Seite 108) als Fastenbrecher. Eigentlich brechen wir ja jeden Morgen unsere kurze nächtliche Fastenzeit mit dem Frühstück. Dieses Mal können Sie das auf eine wunderbar sinnliche Art und Weise erleben. Der Duft von Apfel, Zimt und Honig bringt Sie heute morgen ins Reich Ihrer äußeren Sinne zurück.

Gehen Sie in diesen Tagen achtsam mit sich selber um. Ihr Körper sollte erst allmählich wieder an Nahrungsaufnahme gewöhnt werden. Etwa ein Viertel bis ein Drittel der Fastenzeit sollte für den neuen Kostaufbau verwendet werden: Mindestens drei Tage lang muss noch eine Diät eingehalten werden.

Während des Fastens werden fast keine Verdauungssäfte produziert. Damit diese Produktion wieder in Gang kommt, gewöhnen Sie Ihren Körper schrittweise wieder an Normalkost, ohne ihn zu überfordern. Statt gleich hemmungslos drauflos zufuttern, legen Sie einige Tage leichte Schonkost ein. Ein üppiges Mahl mit Fett und Fleisch würde Ihnen übel bekommen und müsste mit schweren Verdauungsstörungen bezahlt werden. Lassen Sie sich also Zeit mit dem Kostaufbau und nehmen Sie diese Zeit wichtig.

Zum Mittagessen gibt es ein Risotto mit Dinkel (Seite 102) oder eine nicht pürierte Dinkelgrieß-Suppe mit Gemüse (Seite 114). Um dem Körper die Verdauung so leicht wie möglich zu machen, sind die Zutaten sorgfältig zu kauen, mindestens dreißig Mal. Die gründliche mechanische Zerkleinerung und Durchspeichelung erleichtert die anschließende Aufspaltung der Nahrungsstoffe. Verdauung beginnt schon im Mund.

Nachmittags können Sie gerne einen Apfel essen. Abends dürfen bereits Grünkernbratlinge (Seite 104) mit Salat oder Dinkelgrieß-Pudding mit Quittenpüree (Seite 106) auf der Speisekarte stehen.

Essen Sie langsam und mit Genuss, kauen Sie sorgfältig und schlingen Sie das Essen nicht hinunter. Sie könnten sonst Bauchschmerzen bekommen.

Als Getränke eignen sich Tees (alle Sorten) oder Wasser. Vermeiden Sie nach wie vor Kaffee, saure Säfte und Alkohol.

Im Fastenbrechen erleben Sie ein Fest Ihrer Sinne, neu geschärft, klar und freudig durch die Wandlung nach bewusstem Verzicht. Die innere Neuausrichtung während der letzten Tage lässt Sie manches neu wahrnehmen und anders einordnen. Lassen Sie sich Zeit, sich in aller Ruhe wieder auf die Welt einzulassen.

„Von der Grünheit

gehen die Blüten aus

und von der Blüte die Frucht.

Wolken ziehen ihre Bahn.

Mond und Sterne

flammen in Feuerkraft.

Dürres Holz

lässt durch die Grünkraft

wieder Blüten sprießen."

HILDEGARD VON BINGEN

elfter Tag
Innere Kräfte

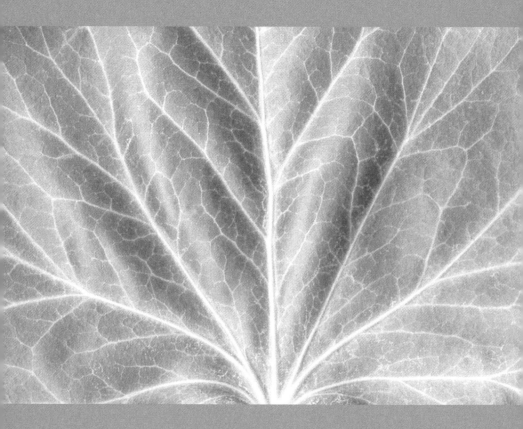

„Verzicht nimmt nicht,
Verzicht gibt.
Er gibt die unerschöpfliche Kraft
des Einfachen."

MARTIN HEIDEGGER

Auch am zweiten Aufbautag ist immer noch auf leichte, bekömmliche Kost zu achten. Morgens empfiehlt sich das Dinkelporridge (Seite 100).

„Er soll zuerst ein warmes Essen zu sich nehmen, bis sein Magen gut durchwärmt ist. Wenn er eine kalte Speise isst, verkraftet die Wärme, die seinen Magen durchzieht, die nachfolgenden Kälte im Essen."

Mittags können Sie wieder ein Dinkelgericht essen, vielleicht Dinkelspätzle (Seite 105), Pfannkuchen mit Pilzen (Seite 104), eine Dinkelgrießklößchen-Suppe (Seite 102) oder eine Dinkel-Flädlesuppe (Seite 100). Nachmittags wäre ein Apfel sinnvoll.

Für das Abendbrot bieten sich Dinkelwaffeln mit Apfelmus (Seite 105) oder ein Dinkelbrot mit einem vegetarischen Brotaufstrich und einem kleinen Salat an. Als Getränke eignen sich Tees (alle Sorten) oder Wasser.

Als sehr hilfreich gegen Verstopfung hat sich in den Aufbautagen Flohsamen erwiesen, von dem man 1–2 Teelöffel mit einem Glas Flüssigkeit hinunterspült.

Durch den konsequenten Verzicht der letzten Tage haben Sie wichtige Erfahrungen mit sich selbst gemacht und an innerer Stärke gewonnen. Über eigene Grenzen hinaus zu gehen, sich einzulassen auf eine Änderung der alltäglichen Gewohnheiten, eröffnet neue Räume. Bewusster Verzicht ist immer ein Gewinn.

zwölfter Tag
Sie haben es geschafft

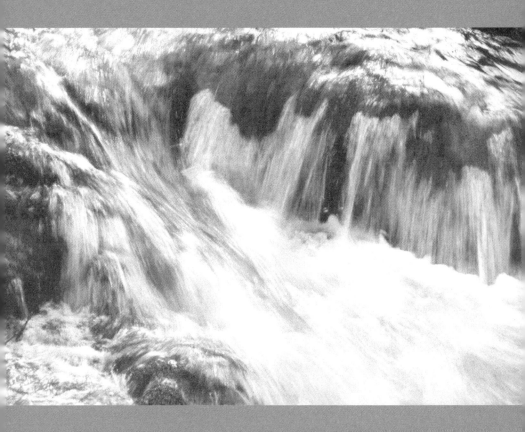

„Im Geiste
und am Leibe gereinigt,
wird er ausgereift sein,
und alle Verschlossenheit
der tiefsten Geheimnisse
wird offenstehen.
Und Gott wird ihm die Freude
in Fülle schenken."

HILDEGARD VON BINGEN

Vom dritten Aufbautag an können Sie wieder fast normal essen. Morgens gibt es Dinkelporridge (Seite 100) zum Frühstück. Sie können es auch später als gesundheitserhaltende Maßnahme beibehalten.
Denken Sie an das rechte Maß und überfordern Sie ihren Körper nicht. Essen Sie mit Genuss und in Ruhe. Es ist sinnvoller, mehrere kleinere Mahlzeiten über den Tag verteilt einzunehmen, als mit üppigem Essen den Organismus zu überfordern. Verzichten Sie noch einige Tage auf schwer Verdauliches, insbesondere auf Schweinefleisch, stark fetthaltiges Fleisch sowie auf Wurst, Alkohol, Kaffee und Nikotin.
Ziehen Sie die Bilanz Ihrer Fastenzeit. Was ist Ihnen begegnet? Was wird Ihre Zukunft beeinflussen? Vielleicht greifen Sie in der kommenden Zeit auf die Erfahrungen der Fastenzeit zurück oder werfen einen Blick in Ihr Fastentagebuch. Fasten verändert, ermöglicht Kurskorrekturen und hilft uns, unser wahres Sein zu verwirklichen.
Das Essen und das sinnliche Genießen nach dem Fasten sollte auf keinen Fall zur Völlerei werden. Gehen Sie auch den Rest des Jahres bewusst um mit dem, was Sie sich einverleiben.
Sinnvollerweise gibt es in jeder Kultur bestimmte Fastenzeiten. So können Sie sich vornehmen, jedes Jahr zu fasten. Es ist sinnvoll, sich eine Regel daraus zu machen.
Während der Fastenzeit haben sie die meditative Besinnung geübt. Um Ihre innere Führung und das Gefühl des Getragenseins und des Begleitetwerdens nicht abreißen zu lassen, sollten Sie sich auch im Alltag täglich einige stille Minuten freihalten. Richten Sie sich feste Zeiten dazu ein, die genauso selbstverständlich ihren Platz im Tagesablauf finden wie das Zähneputzen. Halten Sie Ihre innere Tür offen, die Zugang bietet zu dem, was über das irdische Leben hinausreicht.

REZEPTTEIL

UTENSILIEN

LEBENSMITTEL

GETREIDE

500 g Dinkel oder Dinkelvollkornmehl (möglichst frisch gemahlen) oder Dinkelvollkorngrieß oder Dinkelflocken

200 g Grünkern

200 g Dinkelkaffee oder Frucht-/Getreidekaffee

FRISCHES OBST

2 kg Äpfel

2–3 Quitten

1 Zitrone

unbehandelte Orangenschale

EIER UND MILCHPRODUKTE:

6–12 Eier

400 ml Milch

150 g Butter

100 ml Sahne

250 ml saure Sahne

1 kleiner Becher Crème fraîche

FRISCHE PILZE

250 g Champignons

FRISCHES GEMÜSE

Fenchel, Möhren, Pastinaken, Sellerie, Rote Beete, Brunnenkresse, Zucchini, Zwiebeln, Kürbis, Kohlrabi, Mais, Auberginen, Petersilienwurzel, Wirsing, Tomaten und andere Gemüse (außer Lauch)

FRISCHE KRÄUTER

Petersilie, Salbei, Basilikum, Rosmarin, Thymian, Dost oder Oregano, Knoblauch, Liebstöckel, Estragon, Ingwer

GEWÜRZE UND SAMEN (GEMAHLEN)

Zimt, Kardamom, Kurkuma, Kreuzkümmel, Muskat, Ysop, Mandeln

GEWÜRZE (GANZ)

Nelken, Zimtstange, Vanilleschote

SONSTIGES

Honig, Vollrohrzucker oder Ahornsirup

Meersalz (oder gutes Steinsalz)

Rapskernöl

KRÄUTER UND REZEPTUREN	SONSTIGES
500 ml Petersilienwein	warme Kleidung
200 g Fenchelfrüchte	Wärmflasche
50 g Kamillenblüten	Handtücher
50 g Flohsamen	Irrigator (Einlaufgerät)
50 g Senfmehlpulver	Sisalhandschuh oder Trockenbürste
25 g Ingwerkekse oder -granulat	
25 g Fenchelsamenpulver oder Fencheltabletten	Mandelöl, Johanniskrautöl oder Körperlotion
25 g Galgantpulver oder Galganttabletten	ätherisches Rosmarinöl
	ätherisches Lavendelöl
10 g Bertramwurzelpulver	Bergkristall
10 g Quendelpulver	Tagebuch
	CD-Player oder Discman

Wichtig bei allen Rezepten: Nutzen Sie die Heilkraft der frischen Kräuter. Sie können Ihnen helfen, Ihren Stoffwechsel und Kreislauf anzukurbeln und die Entschlackung zu fördern. Falls Sie keine frischen Kräuter bekommen können, nehmen Sie notfalls getrocknete.
DIE REZEPTE SIND AUSREICHEND FÜR ZWEI PERSONEN.

FASTENGERICHTE

DINKELPORRIDGE

Man mischt eine Tasse frisch geschroteten Dinkel oder notfalls Dinkelflocken mit etwa 2 Tassen Wasser. Einen kleingeschnittenen Apfel sowie je eine Prise Galgant, Zimt und Bertram dazugegeben. Alles zusammen 10–15 Minuten kochen. Mit einem Löffel Honig abrunden. In den Aufbautagen kann vor dem Essen noch ein Esslöffel Flohsamen untergerührt werden.

DINKEL-FLÄDLESUPPE

Für die Gemüsebrühe schneiden Sie Würfel aus 1–2 Zwiebeln, 2 Möhren, 2 Pastinaken, 1 Schnitz Sellerie, 1 Petersilienwurzel, 1 kleinen Zucchini, rösten diese in etwas Rapskernöl an und kochen alles zusammen mit einigen Petersilienstengeln, 1 kleingeschnittenen Tomate und genügend Meersalz in etwa 1 Liter Wasser 15–20 Minuten. Danach abseihen.

200 g feingemahlenes Dinkelvollkornmehl in 200 ml kalte Milch und 250 ml Wasser einrühren; auf dem Herd anwärmen, aber nicht kochen lassen. Meersalz zugeben und mindestens ½ Stunde ausquellen lassen. 3 Eier aufschlagen und einrühren. Rapskernöl in einer Pfanne erhitzen. Mit einer Schöpfkelle so viel Teig einfüllen, dass der Boden dünn bedeckt ist. 5–6 Pfannkuchen auf beiden Seiten sehr langsam bei niedriger Flamme goldgelb ausbacken. Heiß aufrollen, abkühlen lassen, in feine Streifen schneiden. Zum Servieren legt man die Streifen in eine vorgewärmte Suppentasse, gießt die heiße Brühe darüber und streut frischen Schnittlauch darauf.

„Alle Kreatur

hat Sichtbares

und Unsichtbares an sich.

Was man sieht,

ist nur ein schwacher Schatten;

mächtig lebensstark

ist das Unsichtbare."

HILDEGARD VON BINGEN

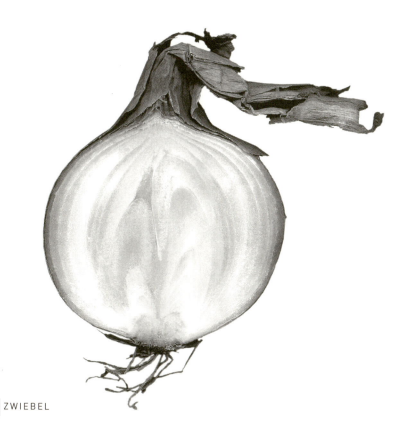

ZWIEBEL

DINKELGRIESSKLÖSSCHEN-SUPPE

Für die Gemüsebrühe schneiden Sie Würfel aus 1–2 Zwiebeln, 2 Möhren, 2 Pastinaken, 1 Schnitz Sellerie, 1 Petersilienwurzel, 1 kleinen Zucchini, rösten diese in etwas Rapskernöl an und kochen alles zusammen mit einigen Petersilienstengeln, 1 kleingeschnittenen Tomate und genügend Meersalz in etwa 1 Liter Wasser 15–20 Minuten. Danach abseihen.

40 g Butter schaumig rühren. 1 Ei und 60 g Dinkelvollgrieß langsam einrühren und mit Salz und Muskat abschmecken. Kaltstellen und etwa 2 Stunden ausquellen lassen. Mit Teelöffeln längliche Klößchen formen und in der Brühe 5 Minuten köcheln lassen, dann vom Herd nehmen, warm stellen und noch weitere 15–30 Minuten ziehen lassen. Mit kleingehackter frischer Petersilie oder Schnittlauch servieren.

RISOTTO MIT DINKEL

½ Tasse Dinkelkörner in 4 Tassen Salzwasser 30 Minuten köcheln lassen, dann 1 Tasse Reis sowie eine weitere Tasse Wasser zugeben und nochmals 15 Minuten weiterkochen lassen, bis Dinkel und Reis gar sind. 1 Zwiebel klein schneiden und in einer Pfanne mit etwas Öl anbraten, 1 zerquetschte Knoblauchzehe mitrösten. 1 Möhre, 1 kleine Zucchini, ½ kleine Aubergine würfeln, etwas Mais zugeben und alles bissfest anbraten. Zuletzt 1–2 gewürfelte Tomaten zugeben. Mit viel frischem Oregano, Basilikum und Meersalz abschmecken. Den gekochten Dinkelreis zugeben und unterheben.

„Und in aller Welt herrscht
üppiges Gedeihen,
wenn die Elemente ordnungsgemäß
ihre Aufgaben erfüllen,
so dass Wärme, Tau und Regen
je für sich und nicht zuviel
und alles zu seiner Zeit herniedersteigen,
um die Erde und ihre Früchte
zu temperieren,
so dass sie die Fülle der Fruchtbarkeit
und der Gesundheit garantieren."

HILDEGARD VON BINGEN

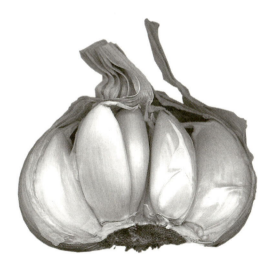

| KNOBLAUCH

GRÜNKERNBRATLINGE

Grünkern ist die nicht voll ausgereifte, noch grüne Form des Dinkels.
1 Zwiebel schälen, fein hacken und in etwas Öl glasig braten. 200 g mittelfein geschroteten Grünkern zugeben und mitrösten, bis er von Fett überzogen ist und angenehm duftet. Mit 400 ml Wasser auffüllen und alles 5 Minuten bei gelegentlichem Umrühren köcheln lassen. Eine halbe Stunde ausquellen und abkühlen lassen. 2 Eier mit einer Gabel verquirlen, etwas Petersilie klein hacken. Eier, Petersilie und genügend Meersalz zum Grünkern geben. Aus dem Teig mit angefeuchteten Händen runde Bratlinge formen und bei mittlerer Hitze in Rapskernöl goldbraun braten. Dazu passt Möhrengemüse und gemischter Salat.

PFANNKUCHEN MIT PILZEN

200 g feingemahlenes Dinkelvollkornmehl in 200 ml kalte Milch und 250 ml Wasser einrühren; auf dem Herd anwärmen, aber nicht kochen lassen. Meersalz zugeben und mindestens ½ Stunde ausquellen lassen. 3 Eier aufschlagen und einrühren. Rapskernöl in einer Pfanne erhitzen. Mit einer Schöpfkelle so viel Teig einfüllen, dass der Boden dünn bedeckt ist. 5–6 Pfannkuchen auf beiden Seiten sehr langsam bei niedriger Flamme goldgelb ausbacken.
1 kleine Zwiebel in Rapskernöl glasig anbraten. 250 g Champignons unter fließendem Wasser säubern, vierteln und zu der Zwiebel geben. Frischen Quendel oder Thymian fein hacken, zu den Champignons geben und alles zusammen weiterbraten, bis die Pilze weich sind. Zum Schluss einen kleinen Becher Crème fraîche, den Saft einer halben Zitrone, etwas Vollrohrzucker und Meersalz zugeben. Die Füllung auf die fertigen Pfannkuchen geben und diese zuklappen oder aufrollen.

DINKELSPÄTZLE

250 g Dinkelvollkornmehl in eine Schüssel füllen, 3 Eier, 1 gestrichenen Esslöffel Meersalz und etwa 80 ml kaltes Wasser unterrühren und zu einem zähflüssigen Teig verarbeiten. Den Teig mindestens eine halbe Stunde ausquellen lassen. Einen Topf voll Wasser zum Kochen bringen, eine Prise Salz hineingeben. Den Teig nach und nach in eine Spätzlepresse geben und im sprudelnden Wasser kochen, bis die Spätzle an die Wasseroberfläche steigen. Wer keine Spätzlespresse hat, richtet sich den Teig in kleinen Portionen auf ein Brett und schabt die Spätzle mit einem großen Messer ins kochende Wasser. Die gekochten Spätzle mit einem Schaumlöffel herausnehmen, gut abtropfen lassen und in eine Schüssel geben. Darüber in Rapskernöl geröstete Zwiebeln geben. Dazu passt ein gemischter Salat.

DINKELWAFFELN MIT APFELMUS

120 g Butter mit einem halben Esslöffel Vollrohrzucker so lange schaumig rühren, bis die Butter den Zucker vollkommen aufgenommen hat. Je mehr Luft Sie dabei in die Masse rühren, desto cremiger wird sie. 3 Eier trennen. Die Eiweiße in den Kühlschrank stellen, dann lassen sie sich später besser steif schlagen. Die Eigelbe nacheinander in die Butter-Vollrohrzucker-Mischung rühren. Die abgeriebene Schale einer unbehandelten Zitrone, eine Prise Meersalz und ¼ Liter saure Sahne untermischen. Die Eiweiße mit einer Prise Salz steif schlagen. Den Eischnee auf den Waffelteig geben und 150 g feingemahlenes Dinkelvollkornmehl darüberstreuen. Alles mit einem Holzspatel oder einem Schneebesen vorsichtig mischen, bis sich die Zutaten miteinander verbunden haben. Sie sollten dabei nicht kräftig rühren, sonst fällt der

Eischnee wieder zusammen und die Waffeln werden nicht locker genug. Das Waffeleisen vorheizen und mit Butter auspinseln. Aus dem Teig nacheinander etwa 4–5 Waffeln backen und warm halten.
Für das Apfelmus zwei Äpfel von Kerngehäuse und Stiel befreien und kleingeschnitten in wenig Wasser andünsten. Dieses Kompott durch ein Sieb streichen, damit ein Mus entsteht.
Mit Vollrohrzucker oder Ahornsirup und Zimt abrunden und auf die gewärmten Waffeln geben.

DINKELGRIESS-PUDDING MIT QUITTENPÜREE

100 g Dinkelvollkorngrieß in 400 ml Liter kochendes Wasser einrühren. Den Inhalt einer Vanilleschote zugeben, dabei die Schote kurz mitkochen lassen, bis der Grieß aufgequollen ist. 100 ml flüssige Sahne und 2 Eidotter unterrühren; die zwei Eiweiße mit einer Prise Salz steif schlagen und dazugeben. Alles unter ständigem Rühren nochmals aufkochen lassen. Den Dinkelgrieß-Pudding von der Herdplatte nehmen, die Vanilleschote entfernen, mit Vollrohrzucker oder Honig süßen und in eine nasse Schüssel geben. Kalt stellen.
Für das Quittenpüree 2–3 Quitten, am besten Birn-Quitten, nur abreiben, in größere Schnitze schneiden und samt Kerngehäuse und Schale gar, doch nicht zu weich kochen. Die Kerne geben dem Püree eine schöne rötliche Farbe. Die Schnitze abseihen und durch ein grobes Sieb streichen. Mit 2–3 Nelken, einer kleinen Scheibe Ingwer und etwas Vollrohrzucker oder Honig nochmals unter ständigem Rühren kräftig aufkochen lassen. Nach dem Kochen das Püree vom Feuer nehmen und eine Stange Zimt hineingeben. Das Ganze einige Minuten ziehen lassen. Das Quittenpüree zum Dinkelgrieß-Pudding reichen.

„Der lebendige Geist geht aus,

wird grünender Leib

und bringt seine Frucht:

Das ist das Leben."

HILDEGARD VON BINGEN

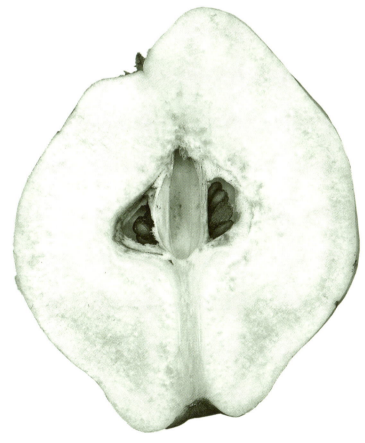

QUITTE

BRATAPFEL

Man benötigt 2 säuerliche Äpfel, 2 Teelöffel gemahlene Mandeln, 1 Teelöffel Honig, 2 Messerspitzen Zimt. Die gewaschenen und ausgestochenen Äpfel werden auf ein Backblech gesetzt, mit Mandeln, Honig und Zimt gefüllt und für etwa 20–30 Minuten bei 200 Grad in den Backofen geschoben. Zum Essen kann der Apfel zudem noch mit etwas Zimt bestreut werden, dem Hildegard ebenfalls eine entschlackende Wirkung zuschreibt.

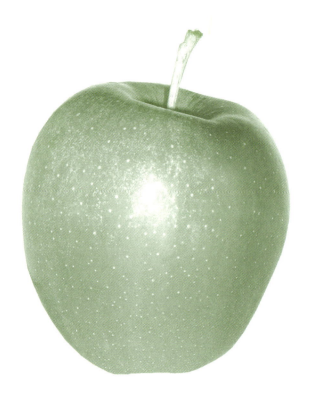

APFEL

FASTENSUPPEN

PASTINAKEN-MÖHREN-SUPPE MIT LIEBSTÖCKEL

Je 4 Pastinaken und Möhren in Würfel schneiden und in einem Topf ohne Fett anrösten. 5 gehäufte Esslöffel frisch gemahlenes Dinkelvollkornmehl mitanrösten und dann mit Wasser ablöschen. Weichkochen und anschließend mit wenig frischem Liebstöckel abschmecken, etwas Meersalz zugeben. Im Mixer pürieren und durch ein feines Sieb streichen.

BRUNNENKRESSESUPPE

1 Karotte, 1 schmale Scheibe Sellerie und 1 kleine Petersilienwurzel in kleine Stücke schneiden und ohne Fett in einem Topf anrösten. 5 gehäufte Esslöffel frisch gemahlenes Dinkelvollkornmehl mitanrösten und dann mit Wasser ablöschen. Weichkochen und zuletzt 3–4 Handvoll Brunnenkresse und etwas Meersalz nach dem Kochen zugeben, damit die wichtigen flüchtigen Inhaltsstoffe der Brunnenkresse nicht verkochen. Die Suppe mit einem Topfdeckel abdecken. Im Mixer pürieren und durch ein feines Sieb streichen.

BRENNNESSELSUPPE

Eine große Tüte frisch gesammelte Brennnesseln kurz unter fließendem Wasser waschen. In ½ Liter Wasser 2–3 Minuten weich kochen. Im Mixer pürieren und durch ein Sieb streichen. 3–4 Esslöffel frisch gemahlenes Dinkelvollkornmehl in einem Topf ohne Fett leicht anrösten, mit Wasser aufgießen und das Brennnesselpüree einrühren. Mit Salz und etwas Gemüsebrühepulver abschmecken.

KÜRBISSUPPE MIT GALGANT UND ROSINEN

5 gehäufte Esslöffel frisch gemahlenes Dinkelvollkornmehl leicht goldgelb anrösten und dann mit Wasser ablöschen. Eine Scheibe gelben Kürbis in kleine Stücke schneiden und zusammen mit 1–2 Teelöffel Rosinen, 1–2 Scheibchen in feine Streifen geschnittenem Ingwer und einer Messerspitze Galgant kochen, bis alles weich geworden ist. Zum Schluss mit ungespritzter geriebener Orangenschale, Kardamom, Kurkuma oder Zitwer, Kreuzkümmel (Cumin) und Salz abschmecken. Im Mixer pürieren und durch ein feines Sieb streichen.

TOMATENSUPPE MIT BASILIKUM UND ROSMARIN

4–5 große, ausgereifte Tomaten grob schneiden und in einem Topf ohne Deckel zusammen mit 2–3 Knoblauchzehen köcheln lassen. Bei Bedarf 3–5 gehäufte Esslöffel frisch gemahlenes Dinkelvollkornmehl in etwas kaltem Wasser anrühren und zugeben, kurz weiterkochen lassen. Zum Schluss den Topf von der Flamme nehmen und viel frischen, geschnittenen Basilikum oder etwas klein gehackten frischen Rosmarin und Meersalz zugeben. Nicht mehr kochen, sondern die Suppe mit einem Topfdeckel abdecken, damit die wirksamen ätherischen Inhaltsstoffe nicht abdampfen. Im Mixer pürieren und durch ein Sieb streichen.

„In grünender Lebensfrische
hat Gott die erlauchte,
leuchtende Schöpfung gepflanzt.
Es ist der Hauch aus Grün,
der auch unseren Geist
in die Weite der Welt führt,
Weisheit in unser Herz weht
und mit der Weisheit
die Freude des Lebens."

HILDEGARD VON BINGEN

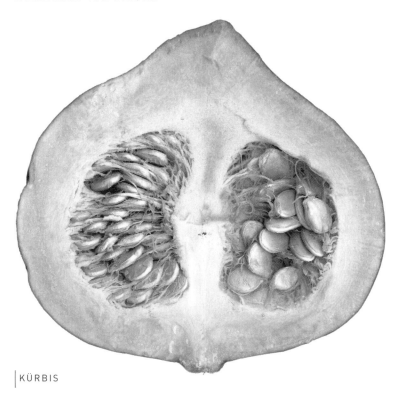

| KÜRBIS

KOHLRABISUPPE

5 gehäufte Esslöffel frisch gemahlenes Dinkelvollkornmehl leicht goldgelb anrösten und dann mit Wasser ablöschen. 2–3 Kohlrabi in kleine Stücke schneiden und in die Suppe geben. Alles weichkochen. Mit Meersalz, getrocknetem Ysop (sollte kurz mitgekocht werden), frischer Petersilie, Schnittlauch, Kerbel oder Pimpinelle sowie bei Bedarf mit etwas Gemüsebrühepulver abschmecken. Im Mixer pürieren und durch ein feines Sieb streichen.

WIRSINGSUPPE MIT ESTRAGON

2 Karotten, 1 halbe Scheibe Sellerie und 1 kleine Petersilienwurzel in kleine Stücke schneiden und ohne Fett in einem Topf anrösten. 5 gehäufte Esslöffel frisch gemahlenes Dinkelvollkornmehl mitanrösten und dann mit Wasser ablöschen. Nach einigen Minuten ½ Wirsingkopf kleingeschnitten zufügen und alles zusammen weich kochen. Zuletzt den Topf vom Feuer nehmen und eine Hand voll frischen Estragon und etwas Meersalz zugeben. Nicht mehr kochen, damit die ätherischen Inhaltsstoffe des Estragons erhalten bleiben, und einen Deckel auf den Topf legen. Im Mixer pürieren und durch ein feines Sieb streichen.

ZUCCHINISUPPE MIT DOST

1 kleine Zwiebel, 1–2 Knoblauchzehen und 4–5 Zucchini in Würfel schneiden und in einem Topf ohne Fett kurz anrösten. 5 gehäufte Esslöffel frisch gemahlenes Dinkelvollkornmehl mitanrösten und dann mit Wasser ablöschen. Weich kochen, anschließend den Topf vom Feuer nehmen, Meersalz und eine Hand voll frischen Dost oder Oregano zufügen. Nicht mehr kochen, sonst gehen die flüchtigen Wirkstoffe der Kräuter

„Aus lichtem Grün

sind Himmel und Erde geschaffen

und alle Schönheit der Welt."

HILDEGARD VON BINGEN

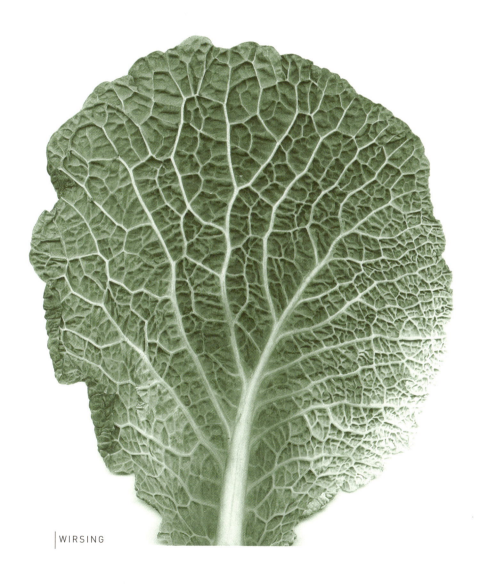

WIRSING

verloren. Deckel auf den Topf legen. Die Suppe im Mixer pürieren und durch ein feines Sieb streichen.

ROTE-BEETE-SUPPE MIT QUENDEL

2–3 Rote Beete, 2–3 Karotten, 1 kleine Zwiebel und 1 kleine Petersilienwurzel oder Pastinake in Stücke schneiden und ohne Fett in einem Topf anrösten. 5 gehäufte Esslöffel frisch gemahlenes Dinkelvollkornmehl mitanrösten und dann mit Wasser ablöschen. 2 kleingeschnittene Tomaten und 1 Scheibe kleingeschnittenen Weißkohl oder Wirsing zugeben und das Ganze weich kochen. Mit Quendel abschmecken, Meersalz zugeben, im Mixer pürieren und durch ein feines Sieb streichen. Falls Sie keinen Quendel (Feldthymian) zur Hand haben, verwenden Sie Gartenthymian.

DINKELGRIESS-SUPPE MIT GEMÜSE

1 Tasse Dinkelgrieß oder frisch geschrotete Dinkelkörner zusammen mit verschiedenem klein gewürfeltem Gemüse (wie Sellerie, Karotten, Zwiebeln, Rote Beete, grüne Bohnen, Petersilienwurzeln, Pastinaken, Kürbis oder Fenchel) in einem Topf ohne Fett anrösten. Mit Wasser aufgießen und etwa ¼ Stunde leicht köcheln lassen. Dazu geben Sie nach dem Kochen je nach Geschmack frische Kräuter wie Pimpinelle, Bärlauch oder Schafgarbe, Dill, Petersilie, Beifuß, Liebstöckel, Quendel und, falls vorhanden, einige frische Löwenzahnblätter. Etwas Meersalz und Bertram zugeben. Die Suppe im Mixer pürieren und durch ein feines Sieb streichen.

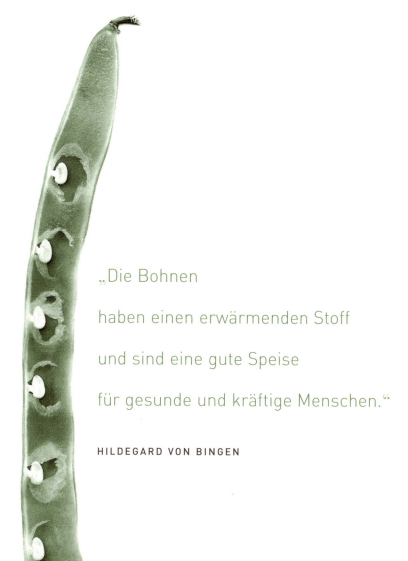

„Die Bohnen haben einen erwärmenden Stoff und sind eine gute Speise für gesunde und kräftige Menschen."

HILDEGARD VON BINGEN

| BOHNE

NEUN-KRÄUTER-SUPPE
(GRÜNDONNERSTAGSSUPPE)

1 Zwiebel in einem Topf ohne Fett anrösten, danach 5 gehäufte Esslöffel frisch gemahlenes Dinkelvollkornmehl zugeben und ebenfalls mitanrösten. Mit Wasser ablöschen. Je eine Handvoll gewaschener Brennnesseln, Sauerampfer, Bärlauch, Taubnesseln, Giersch, Pimpinelle, Gundelrebe, Guter Heinrich und Spitzwegerich (oder was Sie bei einem Spaziergang finden konnten) in die Suppe geben und weich kochen. Bei Bedarf mit etwas Meersalz oder Gemüsebrühepulver abschmecken. Im Mixer pürieren und durch ein feines Sieb streichen.

Es gibt den alten keltischen Brauch, von den ersten grünen Kräutern des Jahres eine Suppe zu kochen. Diese Kultspeise galt als blutreinigend, die Lebenskraft vitalisierend und verjüngend. Sie signalisierte das Ende der vitaminarmen Winterkost. Später übernahm das Christentum diese Suppe als Gründonnerstagssuppe.

„Die Kräuter
bieten einander
den Duft ihrer Blüten;
ein Stein
strahlt seinen Glanz
auf die anderen,
und jedwede Kreatur
hat einen Urtrieb
nach liebender Umarmung."

HILDEGARD VON BINGEN

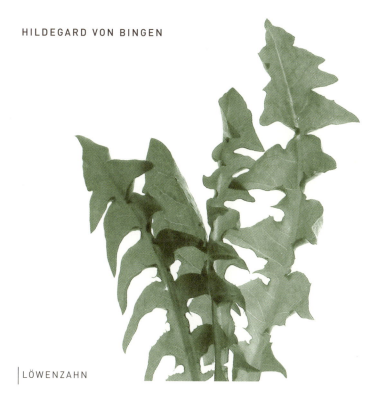

LÖWENZAHN

REZEPTUREN

PETERSILIENWEIN

„Aber wer im Herz oder in der Milz oder in der Seite Schmerzen hat, der koche Petersilie in Wein und füge etwas Essig und genug Honig bei, und dann siebe er es durch ein Tuch. Den so zubereiteten Wein trinke er oft, und es heilt ihn."

Medizinweine waren in alter Zeit ein übliches Medikament. Die Kombination Wein-Petersilie-Essig-Honig im Petersilien- oder ‚Herzwein' fördert die Durchblutung in den Gefäßen, auch in den Herzkranzgefäßen.

Man nimmt 8–10 Stengel (einschließlich Kraut) frische Petersilie und kocht sie in 1 Liter gutem Weißwein zusammen mit 1–2 Esslöffel reinem Weinessig 10 Minuten kräftig in einem zugedeckten Kochtopf. Achtung: Schäumt stark! Danach werden 80 g reiner Bienenhonig zugefügt und das Ganze nochmals bei niedriger Flamme 4–5 Minuten gekocht.

Der Petersilienwein unterstützt und dynamisiert die Durchblutung der Kapillargefäße und damit aller Gewebe während des Fastens. Durch den Kochvorgang enthält er nahezu keinen Alkohol mehr (etwa 1–2 Prozent). Auch bei zu niedrigem oder zu hohem Blutdruck, Ödemen, Nierenschwäche, Schlaflosigkeit, Nervosität und Herz-Kreislauf-Störungen ist er sehr zu empfehlen.

„Und so bin ich,
die Barmherzigkeit,
in Luft und Tau
und in aller grünenden Frische
ein überaus liebliches Heilkraut.
Übervoll ist mein Herz,
jedwedem Hilfe zu schenken.
Ich war schon zugegen,
als das „Es werde!" erscholl,
aus dem die Welt hervorging,
die nun dem Menschen
zur Verfügung steht."

HILDEGARD VON BINGEN

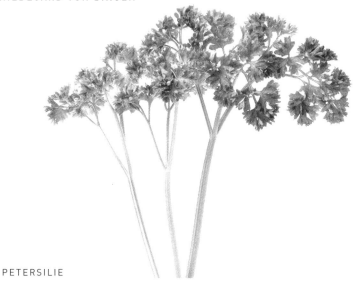

| PETERSILIE

INGWERKEKSE

„Wenn ein Mensch ein Purgiermittel machen und einnehmen will, der nehme Ingwer, den halben Teil davon Süßholz und ein Drittel vom Ingwer Zitwer und mache das zu einem Pulver und siebe es. Das ganze Pulver wiege ab. Soviel wie das Pulver dann wiegt nimm (Rohr-) Zucker im gleichen Gewicht. Ist das geschehen, dann wiege er von dieser Mischung 30,0 Gramm ab. Hernach nimm reinstes (Dinkel-)Feinmehl im Gewicht einer halben Nussschale voll (ca. 3,0 Gramm), und soviel vom Wolfsmilchsaft, als die eingetauchte (Gänsekiel-)Schreibfeder beim Eintauchen in das Tintenfass aufnehmen kann (ca.1,0 Gramm). Sodann mache er aus dem Kräuterpulver, dem Feinmehl und dem Wolfsmilchsaft eine oblatendünne Teigmasse und teile diese Tortenfläche in vier Teile und trockne sie an der Sonne im März oder im April, denn in diesen Monaten sind die Sonnenstrahlen so ausgeglichen, dass sie weder zu warm noch zu kalt sind und deswegen für Heilzwecke besonders zuträglich. Sollte man in diesen Monaten noch keinen Wolfsmilchsaft haben können, mache man diese Oblaten im Mai und trockne sie an der Maisonne und hebe sie für den Bedarf auf.

(...) Wer dann diese Purgierung vornehmen will, der nehme den vierten Teil der Masse nüchtern. Wenn seine Verdauung so hartnäckig und fest ist, dass er von dem Purgiermittel noch keine Wirkung spürt, der soll noch einmal die Hälfte eines Drittels dieser Oblaten hernehmen und dieses ganze halbe Drittel mit (einem Tropfen) Wolfsmilchsaft bestreichen und so vorbereitet an der Sonne nochmals trocknen und nüchtern einnehmen.

Bevor aber jemand diese Purgiermittel einnimmt, soll er sich am Feuer aufwärmen, falls es kalt ist, und dann erst zu sich nehmen. Nachdem er es genommen, soll er ein Weilchen im Bett ausruhen ohne zu schlafen, dabei aber darauf achten, dass ihn nicht friert."

Da die Herstellung von Ingwerkeksen aufwendig ist, kann man die Ingwerkekse auch als Ingwergranulat bestellen (Bezugsquellen siehe Seite 143). Im Ingwergranulat wird aus Sicherheitsgründen auf Wolfsmilchsaft verzichtet. Möchte man Ingwerkekse selbst zubereiten, muss die Dosierung des in frischem Zustand giftigen Wolfsmilchsaftes sehr genau beachtet werden. Vor der Einnahme müssen die Kekse vollständig getrocknet sein, damit sie unbesorgt eingenommen werden können. Am besten verzichten Sie auf die zusätzliche abführende Wirkung der Wolfsmilch und bereiten die Ingwerkekse ohne diese Zugabe.

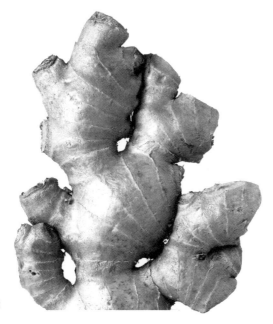

INGWER

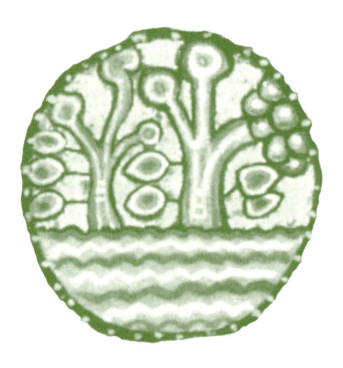

HEILKRÄUTER

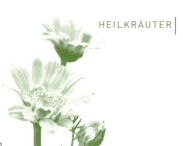

BERTRAM | Anacyclus pyrethrum

„Für einen gesunden Menschen ist er gut zu essen, weil er die Fäulnis in ihm mindert und das gute Blut in ihm vermehrt und einen klaren Verstand im Menschen bereitet. Aber auch den Kranken, der schon fast in seinem Körper gestorben ist, bringt er wieder zu Kräften, und im Menschen schickt er nichts unverdaut hinaus, sondern bereitet ihm eine gute Verdauung. Und einem Menschen, der viel Schleim im Kopf hat und Bertram häufig isst, dem mindert er den Schleim in seinem Kopf. Und auch häufig genossen vertreibt er die Brustfellentzündung aus dem Menschen und er bereitet reine Säfte im Menschen und macht seine Augen klar. Und auf welche Weise er immer gegessen wird, trocken oder in einer Speise, ist er nützlich und gut sowohl für den Kranken wie für den gesunden Menschen. Denn wenn ein Mensch ihn oft isst, vertreibt er von ihm die Krankheit und verhindert, dass er krank wird. Dass er beim Essen im Mund die Feuchtigkeit und den Speichel hervorruft, kommt daher, dass er die üblen Säfte herauszieht und die Gesundheit zurückgibt."

Damit ist schon fast alles über die Wirkung des Bertram, auch Mutterkraut genannt, gesagt. Bei Verschleimungen der Atemwege, Entzündungen der Nasennebenhöhlen, Schnupfen und bei schlechten Blutwerten ist Bertram zu empfehlen. Da er die für Kaltblüter leicht giftigen Pyrethroide enthält, kann er zur biologischen Insektenabwehr eingesetzt werden. Für Menschen ist die Pflanze in normaler Dosierung ungiftig. Verwendet wird die Wurzel messerspitzenweise.

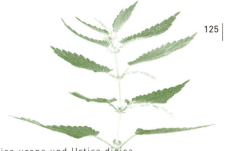

BRENNNESSEL | Urtica urens und Urtica dioica

„Auf keinen Fall taugt die Brennnessel roh gegessen. Wenn sie aber frisch aus der Erde sprießt, ist sie gekocht zu Speisen nützlich, weil sie den Magen (Darm) reinigt und ihm den Schleim nimmt. Jede Art von Brennnessel macht das."

Brennnesselsuppe und -spinat sowie Brennnesselpulver und -tee dienen der Entschlackung. Durch die Inhaltsstoffe Flavonoide, Amine, Glucokine, Eisen, Kieselsäure, Kalium und Calcium wirkt die Brennnessel nicht nur entschlackend und entzündungshemmend bei Arthritis und Rheuma, sondern zugleich blutbildend, zum Beispiel bei Blutarmut. Ihre tonisierende und adstringierende Komponente wird zur Blutstillung und bei zu starker Menstruation verwendet. Ihre antiallergene Wirkung hilft bei Allergien und Hauterkrankungen.

In keltischer Zeit wurden die Brennnessel und deren Samen für die Klärung von Körper und Bewusstsein sowie als Kräftigungsmittel geschätzt.

Den Mönchen und Nonnen des Mittelalters war vor allem die Verwendung der vitalisierenden Brennnesselsamen wegen ihrer „Feuerkraft, die sie den Lenden zu schenken vermögen", verboten. Tatsächlich wirken die wohlschmeckenden getrockneten und leicht angerösteten Brennnesselsamen als Stärkungsmittel und Sexualtonikum.

Verwendet werden die Brennnesselblätter als Tee, Suppe oder Spinat, die Samen esslöffelweise über die Speisen gestreut.

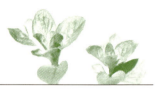

DOST | Origanum vulgare

„Und wer die rote Lepra (Schuppenflechte, Hautreizungen) hat, ob sie nun frisch ist oder schon lange besteht, der nehme den Saft von Dost und etwas weniger Andorn-Saft, und er füge auch Bilsenkrautöl hinzu, davon mehr als die vorigen zwei, und so auch etwas Wein, und dies mische er gleichzeitig, und im Schwitzbad, wenn er gerade hinausgehen will, soll er sich mit dieser Würze aus Flüssigkeiten salben. Und nachdem er aus dem Bad hinausgegangen ist, bringt er ihn sehr zum Schwitzen, und daher soll er alsbald mit Bockstalg, der in einer Schüssel am Feuer zerlassen wurde, oft darüber salben und sich ins Bett legen, bis er trocken geworden ist. Und nachdem er getrocknet ist, nehme er ebenfalls Dost und zerstoße ihn, und er füge Weizenkleie hinzu, und diese mische er in einer warmen Schüssel, und nach dem Trocknen der Salbung lege er es warm auf die Geschwüre der Lepra, und darüber binde er einen Verband, und so halte er ihn (bis) nach einer Stunde, während dieser von ihm warm wird."

Der Dost wird auch als Wilder Majoran oder Oregano bezeichnet. Im Unterschied zu Majoran und Oregano ist er weniger aromatisch, enthält aber dennoch viele ätherische Öle, Gerbstoffe und Bitterstoffe. Seine Inhaltsstoffe Carvacrol und Thymol haben antibakterielle und pilzhemmende Eigenschaften. Wegen dieser stark antiseptischen Wirkung kann man ihn bei Atemwegserkrankungen wie Husten, Mandelentzündung, Bronchitis und Asthma einsetzen.

Er hilft auch bei Hautproblemen, Magen- und Darmerkrankungen,

HEILKRÄUTER

Durchfall, Blähungen, und er regt den Gallefluss an. Man kann ihn als Gewürz nutzen und hat zugleich eine gute therapeutische Wirkung. Nur Schwangere sollten Dost nicht in größeren Mengen zu sich nehmen, da er den Blutfluss anregen kann.

In der Antike verwendete man ihn als Gegenmittel bei Vergiftungen mit Schierling, Mohn oder der Herbstzeitlosen sowie gegen Krämpfe, Melancholie und als Mittel für eine bessere Stillfähigkeit. Im Mittelalter wurden die Büschel aufgehängt, um Insekten zu vertreiben. Im Volksmund nannte man den Dost auch „Wohlgemut".

Nach christlichen Glauben diente der Dost als Abwehrmittel gegen „Hexen und Nixen, damit der Teufel keine Gewalt über Mädchen hat". Von Hildegard wurde er vor allem bei Hauterkrankungen angewendet. Bei dem zitierten Rezept sollten Sie besser auf das sehr giftige Bilsenkrautöl verzichten. Es darf nur von Fachkundigen verwendet werden, wenn kein Schaden entstehen soll.

Dost können Sie als Würzmittel für Suppen, Soßen und Salate verwenden.

DOST

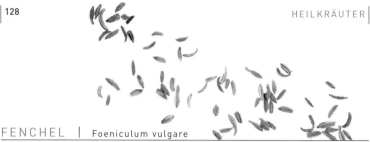

FENCHEL | Foeniculum vulgare

„Wenn man ihn roh isst, schadet er dem Menschen nicht. Und wie immer er gegessen wird, macht er den Menschen fröhlich und vermittelt ihm eine angenehme Wärme und einen guten Schweiß, und er verursacht eine gute Verdauung. Auch sein Same ist von warmer Natur und nützlich für die Gesundheit des Menschen, wenn er andern Kräutern beigegeben wird in Heilmitteln. Denn wer Fenchel oder seinen Samen täglich nüchtern isst, der vermindert den üblen Schleim und die Fäulnis in ihm und unterdrückt den üblen Geruch seines Atems, und er bringt seine Augen zu klarem Sehen, von guter Wärme und von guten Kräften. (...) Ein Mensch aber, der üblen Schleim in seinem kranken Magen hat, der nehme etwas Fenchel und etwas mehr Brennnessel und Liebstöckel, zweimal soviel wie jene zwei, und er mache daraus mit etwas Mehl oder Brot eine Speise und esse sie oft, und es nimmt dem kranken Menschen den Schleim weg."

Verwendet wird das Fenchelgemüse sowohl roh oder gekocht sowie der Fenchelsamen als Tee.

Der Fenchelsamen enthält 8 Prozent ätherische Öle wie Anethol, Fenchon und Methylchavicol, dazu Flavonoide, Cumarine und Sterole, wobei der Bittere Fenchel deutlich höhere Anteile an Fenchon enthält als die „süße" Sorte.

Durch diese Inhaltsstoffe wirkt er entgiftend, lindert Blähungen, wirkt krampflösend und entzündungshemmend. Gerade für Kinder, die unter Koliken leiden, ist er bestens geeignet. Der Samen wirkt außerdem

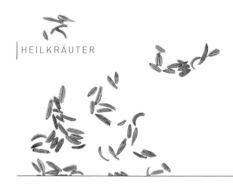

bei Nierensteinen, Blasenentzündung und als Gurgelmittel bei Halsentzündungen; er ist mild auswurffördernd.

Fenchelsamen und Fenchel als Gemüse fördert die Milchproduktion bei Stillenden.

In der Antike wurde der Fenchel als Periodemittel oder zur Stimulierung der Muttermilch eingesetzt. Im Mittelalter verwendete man den Fenchel gegen „Hysterie von blöden und schwachen Weibern" und als Wehenmittel in der Geburtshilfe. Die Griechen nutzten ihn als Schlankheitsmittel.

Zu Hildegards Zeit setzten die Bauern Fenchel zur Behandlung kranker Schafe ein. Da der Fenchel auch zur Behandlung gegen Depressionen, Alkoholismus und als Aphrodisiakum verwendet wurde, erklärte man ihn später zum Hexenkraut.

Für den beim Fasten benutzten Fencheltee nehmen Sie einen Esslöffel frisch angestoßene Fenchelfrüchte, am besten vom Bitteren Fenchel, auf 250 ml kochendes Wasser.

Probieren Sie Fenchel auch als leckeres Gemüse, roh oder gekocht.

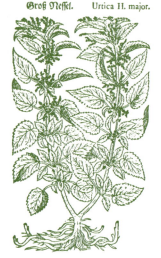
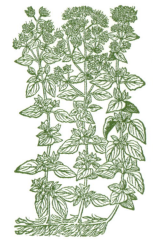

BERTRAM
Römischer Bertram,
Speichelwurzel,
Zahnwurzel

BRENNESSEL
Donnernettl, Große
Neddeln, Haarnessel,
Hanfnessel, Tissel,
Zingel

DOST
Berghopfen, Dorant,
Dosten, Maran,
Müllerkraut, Ohrkraut,
Oregano, Origano,
Wilder Majoran,
Wohlgemut

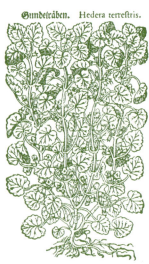
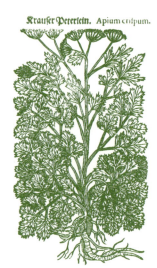
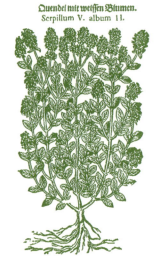

GUNDELREBE
Donnerrebe, Erdefeu,
Erskränzel,
Guck durch den Zaun,
Gundelkraut, Gunelreif,
Heilrauf, Kranzkraut,
Soldatenpetersilie,
Zickelskräutlein

PETERSILIE
Bittersilche,
Gartenteppich,
Peterchen, Peterlein,
Peterling, Petersillig,
Silk, Suppenkraut

QUENDEL
Chölm, Feldpolle,
Feldthymian, Geismajoran,
Kandlkraut, Kuddelkraut,
Kümmlingskraut, Quandl,
Rauschkraut, Wilde Meron

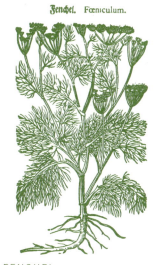

FENCHEL
Brotanis, Fehnkol, Femis,
Fennekel, Fennichl,
Fennkel, Finke,
Langer Anis

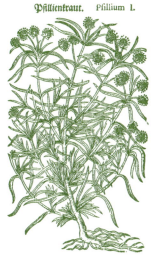

FLOHSAMEN
Flohkraut, Heusamen,
Psyllium, Sandwegerich,
Strauchwegerich

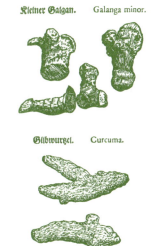

GALGANT
Galantwurzel, Galban-
wurzel, Fieberwurzel,
Laos-Pulver, Siam-
Ingwer, Thai-Ingwer,
Wunderwurzel

ZITWER
Giftheil, Zittwan

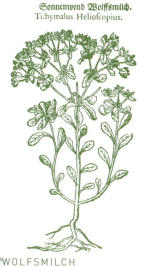

WOLFSMILCH
Giftmilch, Hexenmilch,
Warzenkraut

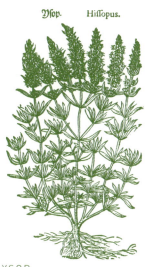

YSOP
Bienenkraut, Duftisoppe,
Eisop, Hysop, Josefskraut,
Josop, Messkäudel

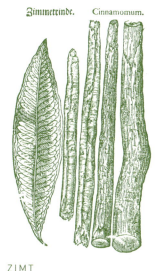

ZIMT
Kaneel, Ceylon-Zimt

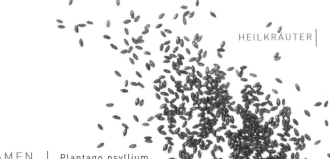

FLOHSAMEN | Plantago psyllium

„Das Flohkraut ist von kalter Natur, und in jener Kälte hat es eine angenehme Mischung, und wer es in Wein kocht und den Wein so warm trinkt, dem nimmt es starkes Fieber, das heißt ‚fiber'. Und den bedrückten Geist eines Menschen macht es durch seine angenehme Mischung froh, und es fördert und stärkt sein Gehirn, sowohl durch Kälte als auch durch seine Mischung, zur Gesundung. Aber auch wer Fieber im Magen hat, koche Flohkraut in Wein und, nach Abgießen des Weines, gebe er das Flohkraut in ein Tuch und binde es so warm auf seinen Magen, und er wird die Fieber in seinem Magen vertreiben."

Durch die Quellfähigkeit des Flohsamens wird die Darmaktivität angeregt, ohne dem Verdauungstrakt zu schaden. Der Flohsamen ist eine Wegerichart und enthält vor allem schützende Schleimstoffe, aber auch fette Öle, wie zum Beispiel Linol-Öl, daneben Öl- und Palmitinsäure und Stärke. Sie müssen den Flohsamen nicht unbedingt kochen. Bei Bedarf können Sie drei Mal täglich 1 Teelöffel mit einem Glas Tee oder Wasser einnehmen.

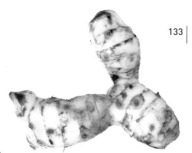

GALGANT | Alpinia officinarum

„Wer im Herzen Schmerzen leidet und wem von seiten des Herzens ein Schwächeanfall droht, der esse sogleich eine hinreichende Menge Galgant, und es wird ihm besser gehen."

Für Hildegard ist der Galgant, der zur Familie der Ingwergewächse gehört, das wichtigste Gewürz. Verwendet wird der Wurzelstock. In Indien, wo er herstammt, ist der Galgant Hauptbestandteil vieler Currymischungen. Durch seine Inhaltsstoffe wie Bioflavonoide, Scharfstoffe und ätherische Öle ist er ein ideales Herzmittel bei Schwindel, Schwäche, akuten Herzschmerzen und bei Angina pectoris. Auch bei Magen-Darmbeschwerden ist er gut wirksam. Er hat einen scharfen Geschmack und wirkt energetisch erwärmend. Die Durchblutung wird angeregt, Muskelverkrampfungen werden gelöst. Er hilft bei Erschöpfungszuständen, Virusinfektionen, Bakterienbefall, sogar gegen Milzbrandbakterien und Pilze wie Candida albicans. Er wirkt allgemein entzündungshemmend. Eingenommen wird er messerspitzenweise auf dem Löffel oder im Essen.

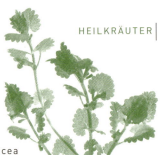

GUNDELREBE | Glechoma hederacea

„Aber wem üble Säfte den Kopf wie „doum" plagen, so dass auch seine Ohren tosen, der bringe Gundelrebe in warmem Wasser zum Sieden, und nach Ausdrücken des Wassers lege er sie so warm um seinen Kopf, und sie mindert das „doum", das in seinem Kopf ist, und öffnet sein Gehör."

Die Gundelrebe war bei den Kelten eine wichtige Heil- und Zauberpflanze. In der Neun-Käuter-Suppe wird sie traditionell verwendet. Hildegard empfiehlt sie äußerlich bei Tinnitus, jedoch auch innerlich bei Fieber und chronischem Husten. Durch ihren Gehalt an Sesquiterpenen, Flavonoiden, ätherischen Ölen, dem Bitterstoff Glechomin und Kaffee- und Gerbsäuren wirkt die Gundelrebe tonisierend, harntreibend und gegen Katarrh. Mit ihr behandelt man Erkrankungen der Schleimhäute des Hals-Nasen-Ohren-Bereichs. Dazu gehören Nasennebenhöhlen-Entzündung, Bronchitis, Husten, Asthma und Schnupfen. Die Gundelrebe hilft bei Erkrankungen der Schleimhäute des Verdauungssystems, wie Sodbrennen, Magenschleimhaut-Entzündung und Durchfall. Sie wurde gegen Skorbut, Rheuma, Ischiasbeschwerden, Gicht und Neuralgien eingesetzt, bei Akne, Ekzemen und eiternden Wunden. Die kräftigende Wirkung der Gundelrebe ist hilfreich bei Altersschwäche und Kraftlosigkeit. Für einen Gundelreben-Tee nehmen Sie 1 Esslöffel Gundelrebenkraut auf 250 ml kochendes Wasser. In der Suppe können Sie das Kraut esslöffelweise verwenden.

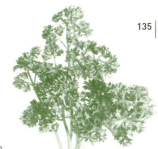

PETERSILIE | Petroselinum crispum

„Die Petersilie ist von kräftiger Natur und hat mehr Wärme als Kälte in sich, und sie wächst vom Wind und von der Feuchtigkeit. Und sie ist für den Menschen besser und nützlicher roh als gekocht zu essen.

Und gegessen mildert sie die Fieber, die den Menschen nicht erschüttern, sondern leicht berühren. Jedoch im Geist des Menschen erzeugt sie Ernst."

Die Petersilie ist ein blutreinigendes, entgiftendes und blutbewegendes Kraut. Sie ist sogar in der Lage toxische Schwermetalle im Organismus zu binden und auszuleiten.

Das ätherische Öl Petersilien-Apiol kann in hoher Dosierung Gebärmutterkontraktionen auslösen.

Im Mittelalter war sie ein Universalmittel gegen Pest, Unfruchtbarkeit sowie ein Abtreibungsmittel. In der Schwangerschaft sollte sie tatsächlich nicht in großen Mengen verzehrt werden.

Im sonstigen täglichen Gebrauch können Sie Petersilie als Pesto oder als Gewürz esslöffelweise nutzen.

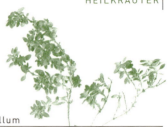

QUENDEL (FELDTHYMIAN) | Thymus serpyllum

„Und ein Mensch, der krankes Fleisch am Körper hat, so dass sein Fleisch wie Krätze aufblüht, der esse oft Quendel entweder mit Fleisch oder im Mus gekocht, und das Fleisch seines Körpers wird innerlich geheilt und gereinigt werden.

Aber wer keine Krätze hat, das heißt den kleinen Grind, der zerstoße Quendel mit frischen Fett, und so mache er daraus eine Salbe und er salbe sich damit, und er wird die Gesundheit erlangen.

Und wenn das Gehirn krank und wie leer ist, dann pulverisiere er Quendel, und dieses Pulver vermische er mit Semmelmehl in Wasser und mache er Törtchen, und er esse sie oft, und sein Gehirn wird sich besser befinden."

Auch diese Anwendungsbeschreibung spricht für sich selbst. Probieren Sie messerspitzenweise Quendel bei Hauterkrankungen. Er enthält ätherische Öle, Flavonoide, Kaffeesäure, Gerbstoffe und Harz und wirkt wie ein pflanzliches Antibiotikum und Antimykotikum. Durch seine abschwellenden Eigenschaften eignet er sich auch bei verstopfter Nase, Entzündung der Nasennebenhöhlen, Mittelohrkatarrh und ähnlichen Beschwerden. Wegen seiner krampflösenden Wirkung kann man ihn auch bei Periodenschmerzen einsetzen. Verwendet wird das Kraut messerspitzenweise. Der Feldthymian unterscheidet sich in Geruch und Wirkung deutlich vom Gartenthymian.

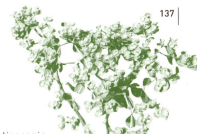

WOLFSMILCH | Euphorbium helioscopia

Aus der Familie der Wolfsmilchgewächse verwendete Hildegard am ehesten die damals gängige Sonnwend-Wolfsmilch, die Zypressen-Wolfsmilch oder das Bingelkraut, die allesamt giftig sind.

In alter Zeit wurde ihr Saft wurde gegen Wassersucht, Verstopfung, Verschleimung, Appetitlosigkeit, Rheuma und Gicht eingenommen.

Die Hippokratiker im vierten und fünften vorchristlichen Jahrhundert benutzten das Bingelkraut, das Bitterstoffe, Saponine, ätherische Öle und Scharfstoffe enthält, gegen Frauenleiden.

Die Kirche erklärte die Wolfsmilchgewächse zu Hexenkräutern, weil sie Betäubungsmittel seien und Bestandteil der Hexensalben. Seitdem werden diese Heilkräuter offiziell nicht mehr angewendet. Hildegard nutzt sie nichtsdestoweniger in ihrem Ingwerkeks.

Alle Wolfsmilch-Arten ähneln sich in ihrer Wirkung. Sie sind „warm und trocken im vierten Grad, eines scharfen und hitzigen Geschmacks". Sie haben „ein Art zu ätzen und zu brennen" – vor allem die Milch. „Diese Kräuter werden gebraucht, um die wässrige Feuchte aus dem Leib zu treiben", schreibt Tabernaemontanus, ein Kräuterheilkundiger des 18. Jahrhunderts. Vor der innerlichen Verwendung des frischen Saftes oder des frischen Krautes muss dringend gewarnt werden. In trockenem Zustand ist beides weniger gefährlich, dennoch sollten Dosierungen über 0,25 Gramm täglich vermieden werden. Der frische Saft der Wolfsmilch ist so ätzend, dass er erfolgreich zur Behandlung von Warzen eingesetzt werden kann.

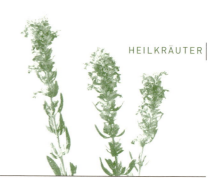

YSOP | Hyssopus officinalis

„Wenn man den Ysop oft isst, reinigt er das krankmachende und stinkende Aufschäumen der Säfte, das heißt, er reinigt, wie die Hitze etwas im Topf wallend abschäumt. Ysop ist gut bei allen Speisen. Er ist nämlich gekocht und gepulvert nützlicher als roh. Im Essen macht er die Leber querk (leistungsfähig, aktiv) und säubert auch die Lunge etwas. Wer an Husten und an der Leber leidet, und auch wer von der Lunge her unter Keuchen leidet, jeder von beiden esse Ysop mit Fleischspeisen oder auch eingebrannt (als Soße), und es wird ihm leichter. Würde einer dagegen Ysop bloß unter Verwendung von Wein oder Wasser allein (als Tee) zu sich nehmen, hätte er davon mehr Leid als Hilfe."

Der Ysop mit seinen Terpenen, ätherischen Ölen, Gerbstoffen, Harzen und dem Wirkstoff Hyssopin wird zur Blutreinigung eingesetzt, sowie bei Leber- und Lungenerkrankungen wie Bronchitis, Asthma und Atemwegsinfektionen. Er wirkt schleimlösend, auswurffördernd und gegen Traurigkeit. Man verwendet ihn messerspitzenweise, nicht in rohem Zustand, sondern getrocknet und gekocht, vor allem zusammen mit Fleisch oder Fett.

Epileptiker sollten dieses Kraut meiden, da es durch seine speziellen ätherischen Öle einen Anfall auslösen kann.

Als Tee können 2 Teelöffel Ysop mit 250 ml kaltem Wasser angesetzt, zum Sieden erhitzt und weitere 5 Minuten ausgezogen werden.

HEILKRÄUTER

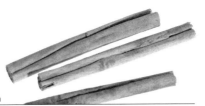

ZIMT | Cinnamomum zeylanicum

„Und wer ihn oft isst, (dem) mindert er die üblen Säfte und bereitet gute Säfte in ihm. (...) Und ein Mensch, dem der Kopf schwer und stumpf ist, so dass er den Atem schwer durch die Nase ausstößt und einzieht, der pulverisiere Zimt und esse dieses Pulver oft mit einem Bissen Brot, oder lecke es in seiner Hand, und es löst die schädlichen Säfte, durch die sein Kopf stumpf ist, auf."

Zimt enthält bis zu 4 Prozent ätherische Öle (Zimtaldehyd und Eugenol), dazu Gerbsäure, Cumarine und Schleimstoffe. Diese Inhaltsstoffe wirken antiviral, antiseptisch, krampflösend und entblähend.

Bei Verschlackungen und Verschleimungen hilft seine dynamisierende und stützende Wirkung, den Stoffwechsel in Schwung zu bringen. Aber übertreiben Sie es nicht, denn Zimt erwärmt den Körper. Nicht bei flammenden Entzündungen oder Fieber anwenden!

Wegen seiner durchblutungsfördernden Wirkung hilft er bei Muskelschmerzen. Er wirkt schmerzlindernd, kann aber auch die Menstruation anregen. Zimt gilt als mildes Stützungsmittel bei Schwächezuständen und er beruhigt. Auch bei viralen Infektionen und bei bestimmten Asthmaformen kann er helfen.

Verwendet wird die geschälte Rinde, entweder als Pulver knapp messerspitzenweise oder als Zimtstange in heißen Speisen zugedeckt ziehen lassen. Nicht kochen, sonst werden die ätherischen Öle zerstört, was der Wirkung abträglich ist.

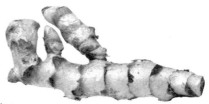

ZITWER | Curcuma zedoariae

„Wem vom schlechten Essen der Magen angeschoppt und sehr schwer geworden ist, der pulvere Zitwer und knete mit diesem Pulver und einer kleinen Menge Feinmehl und Wasser einen Teig und lasse diesen in der Sonne oder im fast ausgekühlten Backofen backen und mache diesen Kuchen dann zu Pulver. Von dem Pulver lecke er vor dem Essen aus der Hand und auch nachts zum Schlafengehen. Es nimmt dem Magen die Schwere und macht seinen Magen geschmeidig."

„Wer viel Speichel und viel Schaum in sich hat, der pulvere Zitwer und binde dieses Pulver in ein Säcklein und lege es unter Übergießen mit Wasser in ein Gefäß, damit das Wasser den Geschmack annehme, und sodann lasse er es über Nacht in dem Wasser. Morgens nüchtern trinke er oft davon, und Speichel und Schaum werden vergehen."

Die ätherischen Öle Cineol und Zingiberen verleihen der Zitwerwurzel verdauungsfördernde, entblähende und schmerzlindernde Eigenschaften und wirken der Verschleimung des Körpers entgegen. Die Inhaltsstoffe Curcumol und Curdion helfen gegen Krebs, vor allem im Bauchraum.

Ob als Kaltauszug, in einer Pulverrezeptur oder auch in den Ingwerkeksen – der Zitwer leistet gute Dienste, um Magen und Darm zu regulieren und den Stoffwechsel zu entschlacken. Die empfohlene Tagesdosis beträgt bis zu einem halben Teelöffel.

Basler Hildegardgesellschaft (1997). Hildegard von Bingen, Dinkelkochbuch. Augsburg: Pattloch.
Breindl, Ellen (1996). Kochen mit der Heiligen Hildegard. Düsseldorf: Econ Taschenbuch.
Buchinger, Maria (1999). Heilfasten. Die Buchinger-Methode. München: dtv.
Carr-Gomm, Philip (2004). Die Weisheit der Druiden. Stuttgart: Lüchow.
Eltz-Hoffmann, Lieselotte von (1996). Hildegard von Bingen, Kräuterbüchlein für Leib und Seele. Stuttgart: Quell.
Fabian, Brigitte (1998). Fasten. München: Mosaik.
Gienger, Michael (1997). Die Heilsteine der Hildegard von Bingen. München: Mosaik.
Grün, Anselm (2001). Fasten. Beten mit Leib und Seele. Münsterschwarzach: Vier Türme.
Hildegard von Bingen (1994). Causae et Curae (Heilwissen). Freiburg: Herder.
Hildegard von Bingen (1991). Physica (Naturlehre) Freiburg: Herder.
Hildegard von Bingen (1997). Scivias (Wisse die Wege). Augsburg: Pattloch.
Kerner, Charlotte (2000). Alle Schönheit des Himmels, Die Lebensgeschichte der Hildegard von Bingen. Berlin: Beltz & Gelberg.
Kühnemund, Harm (1998). O edelstes Grün, Das Grün als göttliche Lebenskraft bei Hildegard von Bingen. Tübingen: iPunkt, Mitteilungsblatt für Freunde der Klingenden Brücke, S. 7–10.
Le Roux, Françoise und Guyonvarc'h, Christian-J. (1996). Die Druiden. Engerda: Arun.

Müller-Ebeling, Claudia; Rätsch, Christian und Storl, Wolf-Dieter (2002). Hexenmedizin. Aarau/Schweiz: AT.
Narciss, Georg A. (1989). Klosterleben im Mittelalter. Frankfurt: Insel.
Riedel, Ingrid (1994). Hildegard von Bingen. Stuttgart: Kreuz.
Schipperges, Heinrich (1997). Die Welt der Hildegard von Bingen. Freiburg: Herder.
Schipperges, Heinrich (2001). Hildegard von Bingen. München: Beck.
Seewald, Peter und Müller, Bernhard (2003). Das Fasten der Mönche. München: Heyne.
Storl, Wolf-Dieter (2001). Pflanzen der Kelten. Aarau/Schweiz: AT.
Strehlow, Wighart (1991). Die Ernährungstherapie der heiligen Hildegard von Bingen. Freiburg: Bauer.
Strehlow, Wighart und Hertzka, Gottfried (1997). Große Hildegard-Apotheke. Freiburg: Bauer.
Strehlow, Wighart und Hertzka, Gottfried (2002). Die Edelsteinmedizin der heiligen Hildegard. Stein am Rhein: Christiana.
Strehlow, Wighart und Hertzka, Gottfried (2002). Die Küchengeheimnisse der Hildegard-Medizin. Freiburg: Bauer.

BILD- UND ZITATNACHWEIS

ABTEI ST. HILDEGARD, Eibingen
Titel | S. 6 | S. 19 | S. 25 | S. 31 | S. 96
S. 122

BIBLIOTECA STATALE, Lucca
S. 12 | S. 15 | S. 17 | S. 27

FLORAFOTO
S. 137 | S. 138

EVA HOCKE
S. 39 | S. 41 | S. 43 | S. 88 | S. 101
S. 103 | S. 107 | S. 111 | S. 113
S. 115 | S. 119 | S. 139 | S. 135

HARM KÜHNEMUND
S. 92

REINER LÖBE
S. 82

FRANK MÜLLER
S. 58 | S. 66 | S. 70 | S. 84 | S. 86
S. 108 | S. 121 | S. 133 | S. 140

INGO RACK
S. 128 | S. 132

LYDIA REUTTER
Titel | S. 62 | S. 74 | S. 80 | S. 94
S. 117 | S. 124 | S. 125 | S. 126 | S. 130
S. 131 | S. 134 | S. 136

Sämtliche Hildegard-Zitate
entstammen, soweit nicht anders
angegeben, den Werken
„Causae et curae", „Physica"
und „Scivias".

BEZUGSQUELLEN

AURICA NATURHEILMITTEL
Arzneimittel nach Hildegard
von Bingen
Püttlinger Straße 121
66773 Schwalbach
Tel: 0 68 34 – 9 56 50
aurica@ t-online.de

**BENEDIKTINERINNEN-ABTEI
ST. HILDEGARD**
Klosterladen
Klosterweg 1
65385 Rüdesheim
Tel: 0 67 22 – 49 91 16
klosterladen@ abtei-st-hildegard.de

JURA NATURHEILMITTEL
Arzneimittel nach Hildegard
von Bingen
Nestgasse 2
78464 Konstanz
Tel: 0 75 31-3 14 87
jura@ hildegard.de

KRÄUTER SCHULTE
Hildegard Kräuter
Hauptstraße 5
76593 Gernsbach/Schwarzwald
Tel: 0 72 24 – 38 76
info@ kraeuterschulte.de

LAURINS GARTEN
Geprüfte Hildegard-Heilsteine
Rossgumpenstraße 10
72336 Balingen-Zillhausen
Tel: 0 74 35 – 91 99 30
laurins_garten@ t-online.de

POSCH
Arzneimittel nach Hildegard
von Bingen
Am Weinberg 23
A-4880 St. Georgen im Attergau
Tel: 00 43-76 67-81 31
info@ hildegardvonbingen.at

| DANKSAGUNG

Für die herzliche Unterstützung, die das Buch in dieser Form erst ermöglicht hat, bedanke ich mich vor allem ganz herzlich bei Dr. Harm Kühnemund und Helga Hoenen (Lektorat) und bei Eva Hocke (Layout). Mein Dank gilt der Abtei St. Hildegard in Rüdesheim-Eibingen für die Abdruckgenehmigung der Bildtafeln des Rupertsberger Kodex Scivias (Wisse die Wege), der Biblioteca Statale in Lucca für die Abdruckgenehmigung der Bildtafeln des Codex Latinum Liber divinorum operum (Mensch und Welt). Den Staatlichen Schlössern und Gärten Baden-Württemberg und dem Kloster Bebenhausen danke ich für die freundliche Genehmigung zum Abdruck der Fotos.

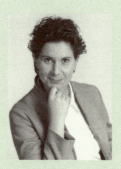

| ZUR AUTORIN

Dr. med. Lydia Reutter arbeitet als Ärztin für Allgemeinmedizin in Tübingen. Neben der Heilkräuterkunde gilt ihr Augenmerk der Mystik mit ihrem umfassenden Blick für den ganzen Menschen, der den Einzelnen in seiner Individualität und seiner Einbindung in die innewohnende Schönheit der Schöpfung wahrnimmt. Lydia Reutters Anliegen ist, Sie auf Ihrem ganz persönlichen Lebensweg zu begleiten und zu unterstützen. Sie verbindet das Wissen und die Erfahrung der alten traditionellen Ärzte mit den Methoden der modernen Schulmedizin. In ihren Fastenkursen beeindruckt sie immer wieder neu der sichtbare Erfolg des Heilfastens nach Hildegard von Bingen.